Anne-Kathrin Müller
Elisabeth Hemker

W0324993

Nimm's leicht und iss Dich gesund

Begleitbuch zur Ganzheitlichen Stoffwechselregulierung

IMPRESSUM

Herausgeber
Hemker & Müller Verlag
Elisabeth Hemker und Anne-Kathrin Müller
Kirchstraße 3 · 99189 Andisleben
www.feinstoffliche-heilweisen.de

Konzeption / Redaktion
Hemker & Müller Verlag

Lektorat
Dr. Ulrike Jaeger
Dr. med. Wolf Funfack

Design / Layout / Illustration
Andrea Heese-Wagner
Designerin AGD, Erfurt
www.heese-wagner.de

Typografie
Agfa Rotis Sans Serif (Font Shop Berlin)
Papyrus (Font Shop Berlin)

Druck
Druckhaus Gera GmbH

Redaktionsschluss
21. März 2008

2. Auflage
4000 Exemplare

ISBN
978-3-9810975-2-8

Inhaltsverzeichnis

Vorwort

Das Manuskript habe ich mit viel Freude, aber auch mit Bewunderung gelesen.

Man merkt sofort, dass die Autorinnen sich viel mit der Methode befasst und entsprechend viele Klienten durch das Programm begleitet haben.
Sehr gut spürt man, dass es in diesem Buch nicht nur um eine Diät zum Abnehmen geht, sondern dass die Teilnehmerinnen und Teilnehmer einen Prozess durchwandern, der Verbesserungen auf vielen Ebenen bringt.

Mit den vielen guten Tipps, die Sie, Frau Müller und Frau Hemker, Ihren Klienten aus Ihrer eigenen reichen Erfahrung dabei geben, bin ich mir sicher, dass Sie sehr gute Begleiter auf diesem vielschichtigen Weg sind.

Anne-Kathrin Müller hat eine besondere Gabe, mit der es ihr gelungen ist, die manchmal doch etwas komplizierteren Zusammenhänge in einer einfachen und gut verständlichen Sprache dem Leser nahe zu bringen.

So ist es ein sehr schönes Buch geworden, das ich allen Menschen, die ihre Aktivität und Gesundheit durch richtige Ernährung verbessern wollen, zur guten Unterstützung nur empfehlen kann.

Isen, 17.4.2006
Dr. med. Wolf Funfack

Einleitung Teil I

von Anne-Kathrin Müller

Bevor Sie beginnen, sich in die einzelnen Kapitel dieses Buches zu vertiefen, lassen Sie mich bitte einige Worte zur Entstehungsgeschichte sagen.

Mit dem Thema *Ernährung – gesund, aber wie?* beschäftige ich mich intensiv seit mehr als 10 Jahren. Begonnen hatte es, nachdem mir ein Heilpraktiker, den ich wegen heftiger Migräneattacken, zahlreichen Allergien und vielen kleineren Beschwerden aufsuchte, klarmachte, dass ich ohne Ernährungsumstellung nicht wirklich gesund werden könnte. Er sagte den folgenschweren Satz »Der Tod sitzt im Darm« und jagte mir damit einen gehörigen Schrecken ein. Infolgedessen befasste ich mich also mit Ernährung, um auf diesem Wege mehr Gesundheit und Wohlbefinden zu erlangen.

Im Laufe der Jahre habe ich einiges ausprobiert, zeitweise vegetarisch gelebt, später Vollwertkost und Makrobiotic getestet – und doch blieb immer das Gefühl, dass noch etwas fehlt.
Vor etwa 3 Jahren erzählte mir dann eine Heilpraktikerkollegin von Metabolic Balance® und *Ganzheitlicher Stoffwechselregulierung*. Ich habe sofort Feuer gefangen und beschlossen, diese Methode zu testen. Glücklicherweise fand kurze Zeit später ein Seminar bei Metabolic Balance® in Isen statt und ich hörte voller Staunen, welche großartigen Erfolge mit dieser Methode erzielt wurden. Dr. Wolf Funfack, der Begründer von Metabolic Balance®, berichtete aus seiner eigenen Praxis und ich dachte so bei mir, selbst wenn davon nur die Hälfte wahr sein sollte, ist es großartig. Heute weiß ich, dass nichts übertrieben dargestellt wurde und die Heilerfolge tatsächlich so erlebt werden. Auf dem Heimweg wusste ich dann, dass ich dieses Wissen nicht für mich behalten durfte und habe kurze Zeit später in meiner Praxis einen Einführungsvortrag zum Thema *Ganzheitliche Stoffwechselregulierung* gehalten. Meine eigene Begeisterung sprang über und der Erfolg dieser ersten Gruppe war sehr groß. Das sprach sich schnell herum und immer mehr Menschen wagten es und stellten erfolgreich ihre Ernährung um.

Wöchentlich erlebe ich, wie Menschen trotz teilweise schwerwiegender und lange währender Erkrankungen innerhalb kürzester Zeit zu mehr Gesundheit und Lebensqualität kommen. Beeindruckend ist es, wenn Typ-2-Diabetiker nur noch Bruchteile ihres Insulins spritzen müssen, Migräne-Patienten ihre Beschwerden verlieren, Rheumatiker schmerzfrei werden, Allergien aller Art wie weggeblasen sind und die Körperproportionen sich wohlgefällig verändern.

Auch bei mir selbst hat sich durch die Ernährungsumstellung vieles zum Positiven geändert. Heute bin ich kerngesund und frei von Allergien. Voller Dankbarkeit blicke ich auf die Erfahrungen der Vergangenheit zurück und bin froh, heute glücklich und erfüllt zu leben. Über 300 Menschen durfte ich bisher während der Stoffwechselregulierung begleiten. Aus den Erfahrungen mit diesen Menschen entstand die Idee zu diesem Buch.

In den nachfolgenden Kapiteln erfahren Sie Wissenswertes über Metabolic Balance® und mit welchen Naturheilmitteln Sie sich die Ernährungsumstellung erleichtern können. Besonders wichtig ist mir, Sie nicht nur auf dem Weg zu mehr körperlichem Wohlbefinden zu begleiten, sondern Sie auch seelisch und geistig zu unterstützen.

Einleitung Teil II

von Elisabeth Hemker

Ich esse nicht nur mit Vergnügen, sondern bereite die Nahrung auch gerne zu. Schon früh habe ich für mich erkannt, dass beim Zubereiten einer Mahlzeit mein Stimmungsniveau erheblich ansteigt. Es gab Zeiten, in denen ich mehr kochte, als ich essen konnte; was einen ewig gefüllten Gefrierschrank zur Folge hatte.

Meine ersten Versuche selbst kreierter Rezepte sind nun bereits 20 Jahre her. Während dieser Zeit bin ich verschiedenen Ernährungsrichtungen begegnet, die mich mehr oder weniger geprägt haben. Eine für mich stark beeindruckende Geschichte ist die folgende:
In einem Seminarhaus lernte ich eine Köchin kennen, diese erzählte von ihrem japanischen Koch-Lehrer.
Er wunderte sich, dass es bei uns üblich sei, die Nahrungsmittel nach ihren Inhaltstoffen, wie Mineralien oder Vitaminen, zu bewerten. Diese können wir nicht sehen, sondern müssen den Messungen der Wissenschaft vertrauen. Warum sehen wir uns nicht die Lebensmittel in ihrem lebendigen Zustand an und nehmen wahr, was uns die Pflanzen oder glückliche Tiere vermitteln.

Das schönste Beispiel für mich sind die Algen. Wenn ich sehe, wie das Meeresgemüse sich mit dem Meer bewegt, dann möchte ich mich auch so flexibel bewegen können. Und tatsächlich sind in Algen viele Inhaltsstoffe, die für den Knochenstoffwechsel bedeutsam sind, wie Kalzium und Vitamin D.
Die Petersilie trotzt kraftvoll jedem Wetter, und genau das bewirkt sie auch in unserem Körper.
Oder ich betrachte die glücklichen Hühner auf dem Bauernhof nebenan und kann mir vorstellen, wie die Eier beschaffen sind.
Seit drei Jahren habe ich Metabolic-Balance® für mich entdeckt und koche nach diesen Prinzipien. Dabei benutze ich das Wissen und die Erfahrungen der letzten zwanzig Jahre – und heraus kommen überaus köstliche, nahrhafte und abwechslungsreiche Gerichte.

In den Ernährungsgruppen tauchen immer wieder diese Fragen auf: Wie kann ich leicht und schnell ein leckeres, gesundes, stoffwechselgerechtes Gericht erstellen? Wie kann ich die Mahlzeitenvarianten mit der Nahrungsmittelliste kombinieren? Wie kann ich so kochen, dass die ganze Familie zu ihrem Recht kommt? Was kann ich zum Mitnehmen zubereiten?
Die Rezepte sowie die Kombinationstabelle im zweiten Teil dieses Buches geben Antworten auf diese Fragen. Die Rezepte sind in erster Linie für Menschen, die bereits einen Ernährungsplan haben, daher steht bei den Mengenangaben ausschließlich »... g«. Falls Sie noch keinen individuellen Plan haben, nehmen Sie die Mengen, die Sie üblicherweise verwenden.

Ich möchte Ihnen mit diesen Rezepten Anregungen für ein lustvolles, geschmackvolles und genussvolles Essen und Zubereiten geben.

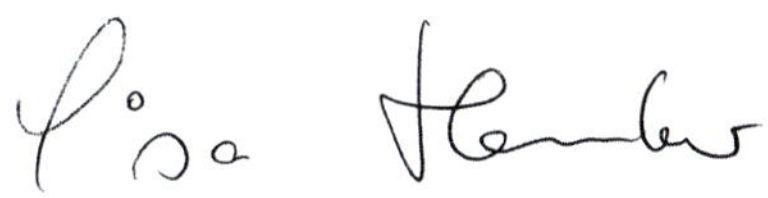

Wissenswertes über Metabolic Balance®

Was ist Metabolic Balance®?

Hinter dem Begriff Metabolic Balance® verbirgt sich eine sehr effektive Methode zur *Ganzheitlichen Stoffwechselregulierung* ausschließlich mit Nahrungsmitteln. Der Mensch isst sich im wahrsten Sinne des Wortes gesund. Metabolic ist der medizinische Ausdruck für Stoffwechsel, und Balance steht für Gleichgewicht. Daran lässt sich schon erkennen, worum es geht:

- Der Stoffwechsel wird mit Hilfe dieser Methode wieder ins Gleichgewicht gebracht.

Im Mittelpunkt steht die Harmonisierung des Insulinstoffwechsels, infolgedessen regulieren sich dann viele weitere Hormone von selbst wieder in ihr Gleichgewicht. All das führt zu wesentlichen Verbesserungen des körperlichen, seelischen und geistigen Wohlbefindens innerhalb kürzester Zeit. Außerdem reguliert sich das Körpergewicht, und die Figur formt sich so, wie sie genetisch vorgegeben ist.
Der sonst so gefürchtete Jo-Jo-Effekt tritt nicht ein.

Grundlage für den individuellen Ernährungsplan sind die persönlichen Angaben des Klienten bzw. der Klientin zu Krankheiten, Medikamenteneinnahme, Gewicht und Körperumfang. Ein umfangreiches Blutbild gibt außerdem Einblick in die Stoffwechsellage.
Der Ernährungsplan ist jeweils für den betreffenden Menschen persönlich erstellt und enthält neben Mahlzeitenvarianten eine Liste mit den Lebensmitteln, die den Stoffwechsel wieder ins Gleichgewicht bringen.

Mit Metabolic Balance® lernen Sie, wie Sie sich wieder auf natürliche Art ernähren können, ohne dabei auf Genuss zu verzichten. Wenn der Stoffwechsel erst wieder im Gleichgewicht ist, wird Ihr Körper so manche Ernährungssünde besser tolerieren. Sie können nun die Sprache Ihres Körpers wieder deutlicher verstehen, was zur Folge hat, dass Sie viel bewusster entscheiden können, was Ihnen gut tut und was nicht.

Die fachkompetente Betreuung während der Ernährungsumstellung trägt wesentlich zum Erfolg bei. In den Gruppen treffen sich Gleichgesinnte und durch den regen Austausch lernen die Gruppenteilnehmer sehr schnell, worauf es während der Stoffwechselregulierung ankommt.

Wieso brauchen wir Metabolic Balance®?

Wir leben in einer Zeit des Überflusses. Vor allem betrifft das ein Überangebot an Lebensmitteln in den so genannten Industrieländern. Wir wissen von Butterbergen, Milchseen und Getreideverschüttungen ins Meer, während in anderen Ländern der Erde täglich Tausende den Hungertod sterben.
Durch die Industrialisierung der Lebensmittel wird alles hergestellt, was nur irgendwie Profit bringt. Da wird kaum an die Gesundheit des Menschen gedacht, was ja im Endeffekt der Pharmaindustrie und dem Gesundheitsmarkt sehr viel Geld einbringt. Der menschliche Körper ist erstaunlich belastbar, und es dauert oft

Jahrzehnte, bis sich die Folgen der Über- und Fehlernährung gesundheitlich bemerkbar machen. Treten die ersten Symptome auf, hat der Körper die Toleranzgrenze überschritten und der betreffende Mensch ist krank.

Werfen wir einmal einen Blick zurück und schauen uns die Ernährung unserer Vorfahren an. Darf man der Wissenschaft glauben, ist unser genetisches Ernährungsprogramm etwa 40 000 Jahre alt. Damals lebten wir in sehr einfachen Behausungen, im Rhythmus der Jahreszeiten und mit dem, was Mutter Natur uns an Nahrung anbot. Wir waren so genannte Lauf-Wanderer und bewegten uns täglich etwa 20-30 km zu Fuß auf der Suche nach Nahrung durch die Gegend. Demzufolge ernährten wir uns an unsere Lebensbedingungen angepasst.

Dazu gehörte auch, für Notzeiten ordentlich Fett anzusetzen, um gut durch die kalte Jahreszeit zu kommen. Schließlich gab es damals noch keine Kühlschränke und Supermärkte. Im Herbst gab es das üppigste Angebot an Essbarem, und so konnten unsere Vorfahren ihr Überleben sichern. Dieses Vorgehen lässt sich auch in der Tierwelt beobachten. Ein klassisches Beispiel liefert der Igel. Er futtert sich im Herbst seinen Winterspeck an und verbraucht ihn während seines Winterschlafs. Im Frühjahr ist er wieder schlank.

Heute leben wir umgeben von einem ständigen Überangebot und verhalten uns so wie unsere Ahnen im Herbst. Wir essen so viel, bis wir Fett ansetzen. Nur hören wir damit nicht auf, weil ja alles ganzjährig im Übermaß vorhanden ist.

Der natürliche Rhythmus wird missachtet und von vielen Menschen gar nicht mehr wahrgenommen.

Gepaart mit künstlichen Substanzen, Geschmacksverstärkern und Konservierungsmitteln essen wir zu viel, zu fett und zu süß. Als Ergebnis leiden heutzutage viele Menschen an den Folgen der Fehlernährung und sind auf der Suche nach einem Ausweg.

Metabolic Balance® ist nicht nur für kranke und übergewichtige Menschen ein Weg, um wieder zu einer unserer innersten Natur entsprechenden Lebensweise zu gelangen. Im Einklang mit der Natur lebt es sich nicht nur leichter, sondern auch länger und gesünder.

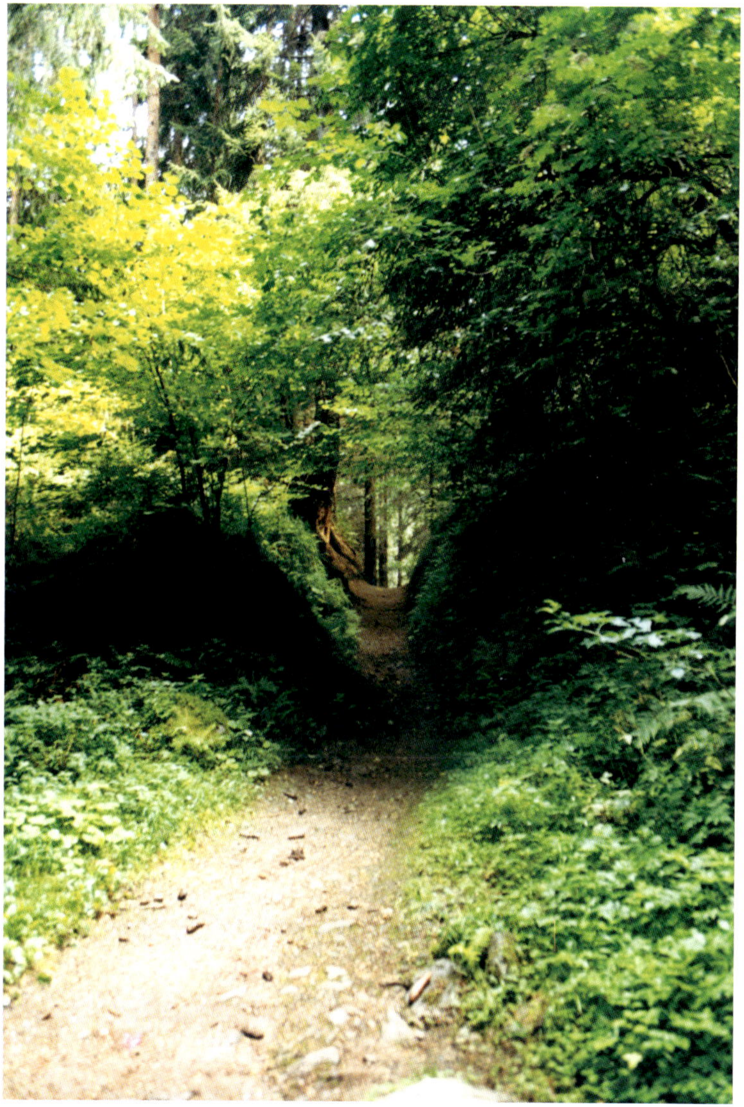

Wem nützt Metabolic Balance®?

Diese Methode der Ernährungsumstellung ist für alle Menschen geeignet, die gesund bleiben möchten oder unter ernährungsbedingten gesundheitlichen Störungen leiden. Dazu gehören unter anderem:

- Adipositas
- Arteriosklerose
- Herz-Kreislauf-Erkrankungen
- Diabetes Typ 2
- Bluthochdruck
- Rheumatische Erkrankungen
- Allergien
- Hautkrankheiten
- Migräne
- Zuckerstoffwechselstörungen
- Lebererkrankungen
- Darmprobleme
- Schilddrüsenerkrankungen
- Menstruationsbeschwerden
- Wechseljahresbeschwerden
- Verdauungsstörungen

Außerdem ist Metabolic Balance® hervorragend geeignet zur Entschlackung und Entgiftung sowie zur Gewichtsregulierung. Der Nebeneffekt der Stoffwechselregulierung ist in einem wohlgeformten Körper sichtbar.

Für Kinder und Schwangere ist Metabolic Balance® nicht geeignet. Deren Stoffwechsel funktioniert anders als bei Menschen, die »ausgewachsen« sind. Besser ist es, wenn grundsätzlich vollwertig und biologisch gekocht wird, aber eine strenge Stoffwechselregulierung erst bei Bedarf nach der Entbindung oder bei Kindern nach der Pubertät erfolgt. Für übergewichtige und stoffwechselkranke Kinder ist vor allem wichtig, dass die Eltern mit gutem Beispiel voran gehen.
Auch für Menschen mit schwerer Niereninsuffizienz und während der Einnahme von Neuroleptika soll kein Metabolic Balance®-Ernährungsplan erstellt werden. Die Auswirkungen der Strengen Stoffwechselregulierung auf die Wirksamkeit von Neuroleptika sind noch nicht genügend erforscht.

Wie funktioniert Metabolic Balance®?

Der menschliche Stoffwechsel

An dieser Stelle möchte ich Sie einladen, sich mit dem menschlichen Stoffwechsel zu befassen.
Vereinfacht betrachtet, verwandelt der Stoffwechsel körperfremde Stoffe in körpereigene Stoffe, wechselt sozusagen deren Beschaffenheit, stellt dem Körper die Energie zur Verfügung und bildet Reserven. Was nicht benötigt wird, scheiden wir aus.
Der Mensch braucht zum *Über-Leben* folgende Stoffe:

- Sauerstoff
- Wasser
- Lebensmittel

Sauerstoff ist der Heizstoff für den Stoffwechsel

Sauerstoff ist notwendig für die Umwandlung der zugeführten Lebensmittel, damit diese den Körperzellen in verwertbarer Form zur Verfügung stehen.
Ohne Sauerstoff funktioniert unser Stoffwechsel so wenig, wie ein Feuer ohne Sauerstoff brennen würde.

Er ist Heizstoff für die Verbrennungsvorgänge im Körper. Je besser der Körper mit Sauerstoff versorgt wird, umso besser funktioniert der Stoffwechsel und umso gesünder ist der betreffende Mensch.

Wasser ist Leben

Alles Leben auf der Erde ist im Wasser entstanden. Der Mensch besteht, wie auch die Erde, zu etwa zwei Dritteln aus Wasser. Wir brauchen Wasser als Lösungsmittel, für den Transport der Nährstoffe, Hormone, Enzyme usw. zu den Zellen und den Abtransport der Ausscheidungsstoffe aus dem Körper hinaus. Wasser sorgt dafür, dass wir beweglich und weich sind. Wasserentzug führt zu Versteifung und Verknöcherung, sowohl körperlich wie auch seelisch.

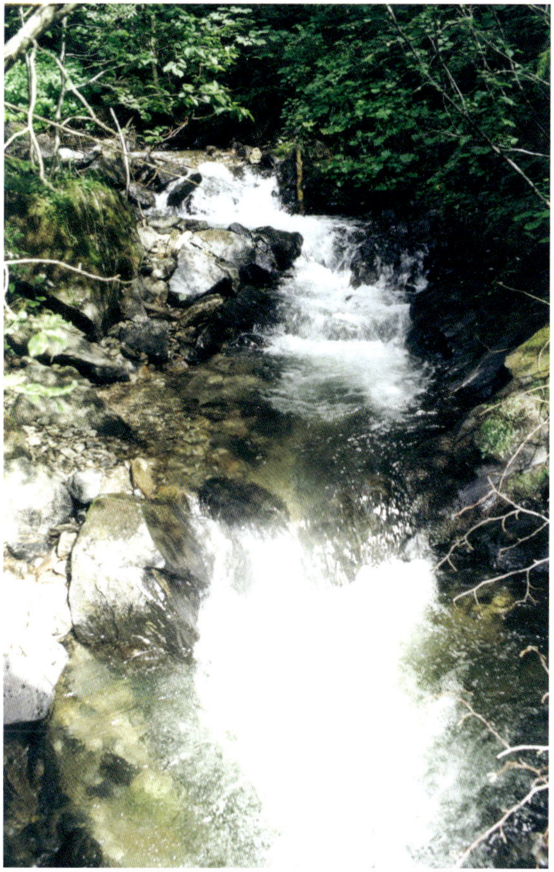

Lebensmittel versorgen uns mit Energie, bauen und erhalten unseren Körper

Lebensmittel versorgen unsere Körperzellen mit allem, was diese für ihre Funktion benötigen. Das Sauerstoff-Feuer verwandelt sie in eine verwertbare Form, und auf dem Wasserweg werden sie an den Ort ihrer Bestimmung transportiert.

Die Lebensmittel werden folgendermaßen klassifiziert:

Pflanzliche und tierische Lebensmittel				
Nährstoffe			**Ballaststoffe**	**Farb-, Duft- und Geschmacksstoffe**
Baustoffe	Brennstoffe	Wirkstoffe		
Eiweiß	Fette	Vitamine	z. B. Cellulose	z. B. Blattgrün
Mineralien	Kohlenhydrate	Mineralien		
Aufbau und Erhalt des Körpers	liefern Energie	regeln Körpervorgänge	regen die Darmbewegung an	regen den Appetit an

Welche Lebensmittel brauchen wir wirklich?

Die Ernährungswissenschaft ist verhältnismäßig jung und kann deshalb immer wieder Irrtümern unterliegen. Es gibt noch viel zu erforschen.
Vor wenigen Jahrzehnten ist man noch davon ausgegangen, dass allein der Brennwert der Lebensmittel, gemessen in kcal (Kilokalorien) und Joule, entscheidet, wie dünn oder dick der Mensch nach dem Verzehr einer bestimmten Kalorienmenge wird. Heute weiß man, dass auch die Art der verzehrten Kalorien von erheblicher Bedeutung ist. Studien haben ergeben, dass allein Kalorienzählen zu Übergewicht führen kann.

Gerade bei den Fetten ist man früher davon ausgegangen, dass Fett fett macht. Jetzt ist erwiesen, dass es vor allem die gesättigten Fettsäuren sind, die uns krank machen, und dass die ungesättigten Fette einen wertvollen Beitrag zu unserer Gesundheit leisten.

Bei den Kohlenhydraten wiederum ist es entscheidend, ob sie in langen Ketten daherkommen oder als sogenannte Einfachzucker.
Schauen wir uns die Inhaltsstoffe der heutigen Fertigprodukte an, so werden wir schnell feststellen, dass darin große Mengen an Einfachzucker und gesättigten Fettsäuren enthalten sind. Ganz zu schweigen von weiteren künstlichen Zusatzstoffen.
Vor allem die im Übermaß verzehrten Zucker- und Weißmehlprodukte sind zuständig für die drastische Zunahme der sogenannten Volkskrankheiten Übergewicht, Diabetes Typ 2, Schlaganfall, Herzinfarkt und Krebserkrankungen.
Laut einer Studie der WHO (Weltgesundheitsorganisation) werden im Jahr 2025 etwa 75 % der Menschen aus den Industrienationen an den Folgen von Fehlernährung sterben. Es ist also 5 vor 12.

Was wir brauchen, um aus diesem Dilemma wieder herauszukommen, sind weitgehend naturbelassene und biologisch wertvolle Lebensmittel.

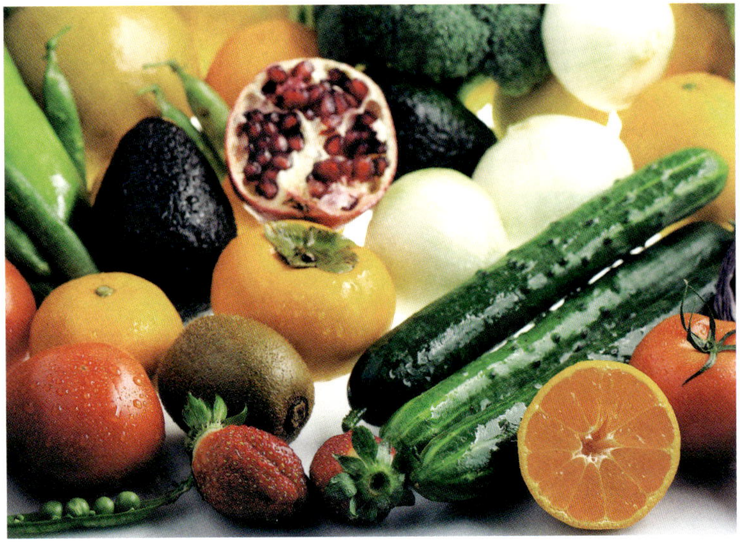

Der Zuckerstoffwechsel und das Insulin

Insulin hat im menschlichen Stoffwechsel eine bedeutende Funktion.
Die meisten von Ihnen kennen den Begriff Insulin im Zusammenhang mit der Volkskrankheit Diabetes Typ 2, auch Zuckerkrankheit genannt.
Früher sagte man auch »Altersdiabetes« zur Typ-2-Diabetes, weil die Erkrankung meist erst im höheren Lebensalter aufgetreten ist. Heute bekommen bereits Kinder und Jugendliche »Alterszucker«, weil ihr Stoffwechsel die Belastungen unserer modernen Ernährungsweise mit viel zu viel Zucker, Fett und Zusatzstoffen nicht lange tolerieren kann.

Insulin nimmt im menschlichen Organismus im wahrsten Sinne des Wortes eine Schlüsselfunktion ein. Sobald der Blutzuckerspiegel steigt, in der Regel durch Nahrungsaufnahme, wird Insulin in der Bauchspeicheldrüse gebildet und ins Blut gegeben. Es transportiert Glukose bis zu den Zellen und schließt deren »Tür« auf, damit die Nährstoffe in die Zelle hineinkommen können und dort verwertet werden. Das geht auch so lange gut, wie Glukose benötigt wird. Ist die Zelle übersättigt, hält sie die Tür geschlossen, und die Glukose wird in Fett umgewandelt. Die Zellen werden resistent gegen die Wirkung des Insulin. Das nennt man Insulinresistenz. Das Fatale daran ist, dass noch mehr Insulin produziert wird, sozusagen zur Verstärkung, damit mit Gewalt die Zelltür geöffnet wird. Jedoch ohne Erfolg, die Glukose wird rasch in Fett umgebaut und lässt unser »Hüftgold« wachsen, und im Blut erhöht sich die Menge der Blutfette, vor allem der Triglyceride. Vereinfacht gesagt, sorgt Insulin dafür, dass überschüssige Kohlenhydrate dick und krank machen, es wirkt als »Masthormon«. Erst wenn die Insulinproduktion verringert wird, kann Körperfett abgebaut werden

Der Glykämische Index

Dieser Begriff ist relativ neu im Sprachgebrauch und sagt aus, wie schnell und wie steil der Blutzuckerspiegel nach dem Genuss eines bestimmten Nahrungsmittels ansteigt. Ausgangswert ist der Verzehr von 50 g Kohlenhydraten.

In Laborversuchen wurden den Probanden verschiedene Nahrungsmittel mit einem Kohlenhydratanteil von 50 g zu essen gegeben. Der Blutzucker wurde mehrfach in bestimmten Zeitabständen gemessen. Das Ergebnis bezeichnet den Glykämischen Index des betreffenden Lebensmittels. Bei Traubenzucker, welcher zu 100 % aus Kohlenhydraten besteht, sind es also 50 g, die verzehrt werden mussten – der Glykämische Index wurde mit 100 festgelegt. Das ist der Ausgangswert für alle danach getesteten Lebensmittel.

Aus dem Anstieg der Blutzuckerkurve nach dem Verzehr des jeweiligen Lebensmittels ergeben sich wertvolle Rückschlüsse auf den Insulinstoffwechsel. Deshalb ist der Glykämische Index wichtig für die Beurteilung eines Nahrungsmittels und dessen Auswirkungen auf den Stoffwechsel.

Die alleinige Betrachtung des Glykämischen Index ist jedoch noch nicht wirklich aufschlussreich, weil die verzehrte Menge des getesteten Nahrungsmittels nicht berücksichtigt wird.

Um auf 50 g Kohlenhydrat bei gekochten Möhren zu kommen, mussten die Versuchspersonen 1,6 kg davon essen – der Glykämische Index wird mit 85 angegeben. Das schreckt viele Menschen ab, dieses so wertvolle Gemüse zu essen.

Im Alltag wird aber kaum jemand solche Mengen an gekochten Möhren auf einmal zu sich nehmen. Daran lässt sich erkennen, dass die alleinige Angabe des Glykämischen Index längst nicht ausreicht.

Unter der Berücksichtigung üblicher Verzehrmengen wird deshalb die Glykämische Last ermittelt.

Die Glykämische Last

Wichtig ist also auch die Menge des verzehrten Lebensmittels. Wird diese mit einbezogen, ergibt sich die Glykämische Last bezogen auf 100 g verzehrten Lebensmittels.

Bei 100 g gekochten Möhren liegt die Glykämische Last bei 4,25, weil diese nur 5 % Kohlenhydrate enthalten.

Bei Traubenzucker liegt die Glykämische Last bei 100, weil 100 g Traubenzucker 100 % Kohlenhydrate enthalten.

Wenn Ihnen das alles zu kompliziert erscheint, dann empfehle ich, sich einfach an der nachfolgend aufgeführten Nahrungsmittelliste zu orientieren.

Glykämische Last (GL) pro 100 g Lebensmittel

Hohe GL > 10	
Obst	
Banane	16
Feigen	25
Rosinen	45
Kartoffeln	
Kartoffelchips	35
Kartoffeln, gebraten	20
Kartoffeln, gebacken	20
Kartoffeln, gekocht	12-20
Kartoffelpüree (Instant)	12
Pommes Frites	30
Getreideprodukte	
Amaranth	65
Bulgur	39
Cornflakes	24
Couscous	15
Gries	22
Haferflocken (pro 50 g)	15
Müsli, Vollkorn	28
Nudeln	22
Nudeln, Vollkorn	30
Quinoa	23
Naturreis	15
Instant-Reis	60
Reis, weißer	25
Weizenmehl	25
Brot	
Baguette	49
Brezeln	55
Haferbrot	39
Mischbrot	30
Vollkornbrot	26
Weißbrot	45
Süßes	
Fruchtzucker	20
Gummibärchen	20
Haushaltszucker	70
Honig	40
Marmelade	30
Vollmilchschokolade	65
Traubenzucker	100
Getränke	
Fruchtsäfte, ungezuckert	15
Limonaden	23

Niedrige GL < 10	
Obst	
Ananas	6
Äpfel	5
Äpfel, getrocknet	10
Aprikosen	5
Aprikosen, getrocknet	10
Erdbeeren	2
Grapefruit	3
Kiwi	6
Mango	8
Melonen	4
Orangen	5
Obst, sonstiges frisches	5
Papaya	6
Gemüse	
Bohnen, rote und grüne	5
Erbsen	4
Kürbis	4
Gemüse allgemein, frisches	4
Linsen	5
Möhren	4
Sojabohnen	1
Nüsse	
Erdnüsse	2
Nüsse, übrige	3
Kartoffeln	
Pellkartoffeln	8
Brot	
Brot, glutenfrei (pro 50 g)	10
Buchweizenbrot (pro 50 g)	6
Gerstenbrot (pro 50 g)	10
Haferkleiebrot (pro 50 g)	10
Roggenbrot (pro 50 g)	10
Milchprodukte	
Vollmilch	2
Joghurt, fettfrei (0,9 % Fett)	9
Joghurt und Milchprodukte	2
Süßes	
Fruchteis	7
Speiseeis	9
Bitterschokolade (70 % Kakao)	8
Marmelade mit Fruchtzucker	10
Getränke	
Tomatensaft, frisch	2

Der Einfluss eines Lebensmittels auf den Zuckerstoffwechsel und somit den Hormonhaushalt kann also anhand der Glykämischen Last mit großer Wahrscheinlichkeit vorhergesagt werden.

Was geschieht im Körper?

Stellen Sie sich vor, Sie essen reinen Traubenzucker (Glukose). Dieser lässt sofort den Blutzuckerspiegel steil ansteigen – es kommt zur kurzfristigen Überzuckerung. Darauf erfolgt sofort die Ausschüttung von Insulin, um den Blutzuckerspiegel zu senken. So schnell, wie der Blutzuckerspiegel hochgeschnellt ist, so rapide nimmt er wieder ab. Es entsteht bereits nach kurzer Zeit Unterzuckerung. Dieser Zustand macht sich durch Heißhunger auf Süßes, Reizbarkeit und im extremen Fall durch Kopfschmerzen und Zittern der Hände bemerkbar. Wir müssen essen, um möglichst schnell den Blutzuckerspiegel ansteigen zu lassen. Wird wieder Süßes gegessen, steuern wir bereits die nächste Heißhungerattacke an. Vereinfacht gesagt heißt das, je höher die Glykämische Last, um so schneller werden wir hungrig, umso mehr Insulin wird ausgeschüttet, umso dicker und kranker kann der Mensch werden.

Nehmen wir jedoch ein Lebensmittel mit niedriger Glykämischer Last zu uns, steigt der Blutzuckerspiegel sanfter an, es wird weniger Insulin benötigt und wir bleiben wesentlich länger satt. Der Stoffwechsel benötigt weniger Energie für den Abbau des Blutzuckers. Das heißt im Klartext: Diese Nahrungsmittel machen schlank, gesund und glücklich.

Vielleicht denken jetzt einige von Ihnen: Ja, aber ich brauche doch Energie für meine Muskeln, mein Gehirn usw. Diese Energie kann der Körper selbst herstellen, wenn genügend Fett zur Verfügung steht. Unser Stoffwechsel ist in der Lage, aus Fett Energie zu gewinnen und diese unseren Zellen zur Verfügung zu stellen. Fett ist also durchaus gesund, wenn es nicht gerade mit größeren Mengen Kohlenhydraten zusammen verzehrt wird.

In den Ernährungsplänen von Metabolic Balance® finden Sie selbstverständlich ausschließlich Nahrungsmittel mit niedriger Glykämischer Last.

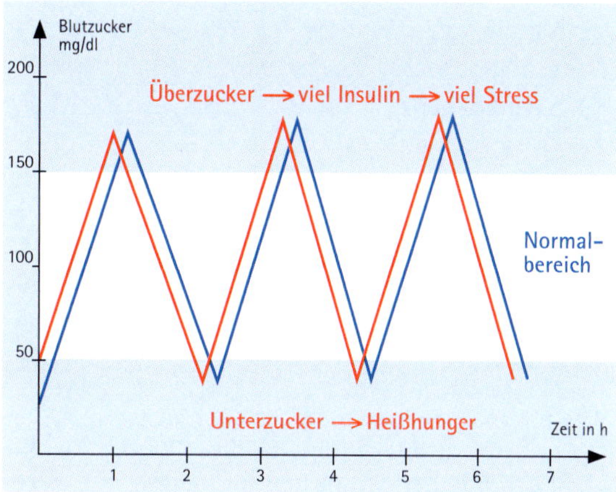

Beispiel 1: Blutzucker- und Insulinspiegel bei Nahrung mit hoher Glykämischer Last

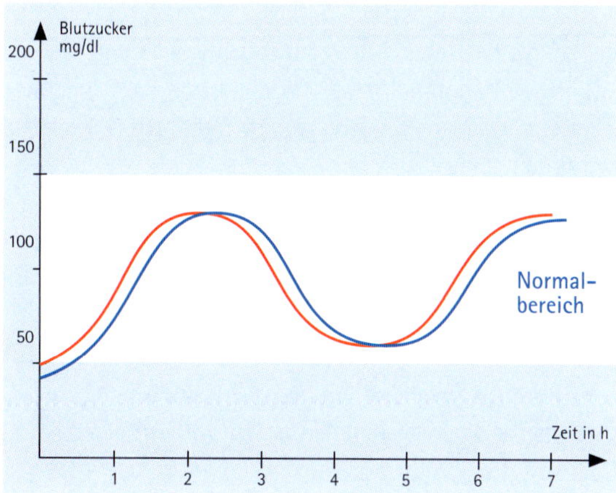

Beispiel 2: Blutzucker- und Insulinspiegel bei Nahrung mit niedriger Glykämischer Last

Blutzucker

Insulin

Das Metabolische Syndrom

Insulin ist das einzige Hormon im menschlichen Körper, welches den Blutzuckerspiegel senken kann und die Glukose in die Zellen transportiert.
Wie oben beschrieben, sorgt zu viel Insulin für Heißhunger, der leider meist mit zu süßen und zu fetten Nahrungsmitteln gestillt wird. Es setzt ein Teufelskreis ein, der im Laufe der Zeit zum sogenannten Metabolischen Syndrom führt.
Das Metabolische Syndrom ist keine eigenständige Erkrankung, sondern eine Zusammenfassung verschiedener Symptome.
Es zeigt sich durch:

- Übergewicht
- Bluthochdruck
- Fettstoffwechselstörungen (hohe Cholesterinwerte)
- Harnstoffwechselstörungen (Gicht)

Wird dagegen nichts unternommen, kommt es zu Verdickungen und Verkalkung der Blutgefäße, das Arteriosklerose-Risiko steigt beträchtlich und kann letztendlich zu Schlaganfall und Herzinfarkt führen. Das Risiko, an Diabetes Typ 2 zu erkranken, steigt enorm an. In Deutschland leiden derzeit etwa 25 % aller Bundesbürger am Metabolischen Syndrom – Tendenz steigend.

Insulin und Wohlbefinden

Eine überhöhte Insulinproduktion wirkt sich auch auf die Bildung von verschiedenen Hormonen aus:
Viel Insulin bewirkt einen Anstieg von Adrenalin und Cortison (Stresshormone). Die Folge davon können Schlafstörungen, Kopfschmerzen und Migräne und ein geschwächtes Abwehrsystem sein.
Der Blutdruck steigt und die Allergieneigung nimmt zu. Die betreffenden Menschen fühlen sich gehetzt, unter Druck und gestresst.

Verringert sich die Insulinproduktion durch die Umstellung der Ernährung, werden auch weniger Adrenalin und Cortison gebildet. Die betreffenden Menschen berichten über verbesserten Schlaf; Kopfschmerzen und Migräneattacken nehmen ab und das Abwehrsystem wird besser mit Eindringlingen fertig. Außerdem geht die Allergieneigung stark zurück.

Solange der Organismus mit einer überhöhten Insulinausschüttung überfordert ist, wird die Bildung der Hormone[1], die unser seelisches Wohlbefinden beeinflussen und für die Regeneration zuständig sind, gehemmt.
Sie steigen wieder an, sobald die Insulinproduktion wieder auf »normal« umgestellt ist. Die Stimmung steigt, und plötzlich haben die Menschen wieder mehr Spaß im Leben, die Ausstrahlung verbessert sich zusehends und selbst die Fruchtbarkeit nimmt wieder zu. Dieser Effekt tritt meist bereits innerhalb der ersten Tage nach der Ernährungsumstellung ein. Die Seele reagiert mit Freude und angenehmen Gefühlen auf die Umstellung der Lebensweise.

Es ist nie zu spät für eine »Kurskorrektur«

Viele Wege führen nach Rom bzw. zu einer gesundheitsfördernden Ernährungs- und Lebensweise. Der Vorteil an Metabolic Balance® ist, dass der genau auf Ihre Ausgangslage abgestimmte Ernährungsplan sozusagen Ihre persönlichen Kompassdaten erhält. Wenn Sie in dieser Richtung auf Ihrem Lebensweg weiter

[1] *DHEA, HGH, Melatonin, Serotonin, Sexualhormone u. a.*

gehen, können Sie sicher sein, leichter, gesünder und glücklicher an Ihr Ziel zu kommen.
Metabolic Balance® funktioniert also über den direkten Eingriff in das Hormonsystem mit dem Ziel der Harmonisierung des Insulinstoffwechsels. Sie essen sich im wahrsten Sinne des Wortes gesund.

Wie kann ich an Metabolic Balance® teilnehmen?

Am einfachsten ist es, sich über das Internet unter *www.metabolic-balance.com* nach einem Betreuer in Ihrer Nähe umzuschauen, wenn Sie nicht durch Empfehlung schon auf einen Metabolic Balance®-Betreuer aufmerksam geworden sind.
In der Regel handelt es sich um geschulte Ärzte, Heilpraktiker oder Ernährungsberater.
Die meisten Metabolic Balance®-Betreuer informieren Sie in einem persönlichen Gespräch bzw. in einem Einführungsvortrag über die Teilnahmevoraussetzungen und die Kosten. Üblicherweise findet die Betreuung während der Ernährungsumstellung in Gruppen statt, Einzelbetreuung ist natürlich auch möglich.

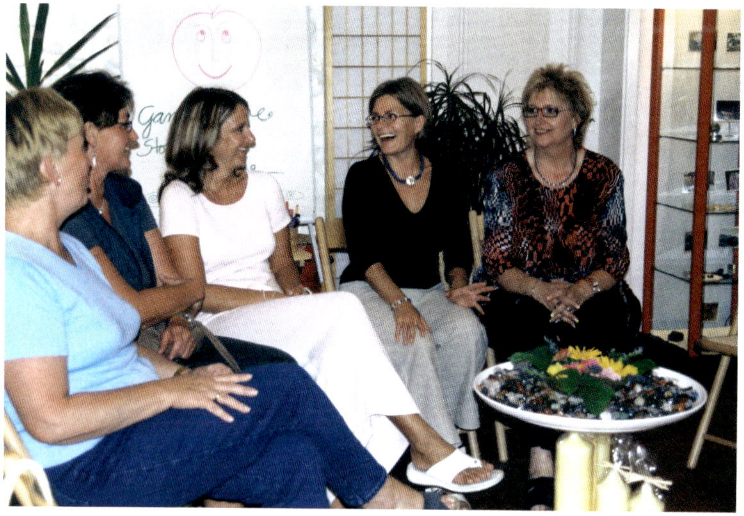

In meiner Praxis habe ich die Erfahrung gemacht, dass sich der Erfolg nachhaltiger bei den Menschen einstellt, die an einer Gruppe teilgenommen haben. Die Gruppenenergie wirkt sich vor allem auf die Seele sehr positiv aus. Der Austausch mit Gleichgesinnten hilft über so manche Krise leichter hinweg, und der Erfolg verstärkt sich durch die Anteilnahme der anderen Menschen.
Bevor der Ernährungsplan erstellt wird, wird eine Anamnese durchgeführt, das heißt, Ihr Betreuer nimmt persönliche Daten bezüglich Ihrer Ausgangssituation auf.
Danach erfolgt die Bestimmung Ihrer Blutwerte. Ihr Betreuer nimmt Ihnen 2 Röhrchen venöses Blut ab und lässt dieses im Labor untersuchen.[2]
Nun kann der Ernährungsplan durch das Metabolic Balance®-Institut erstellt werden.

[2] *Die Bedeutung der Blutwerte entnehmen Sie bitte der Tabelle auf Seite 62 ff.*

Die praktische Umsetzung

Ein neuer Lebensabschnitt beginnt

Sie haben sich entschieden, besser für sich zu sorgen und Ihre Ernährungsgewohnheiten zu ändern. Ein Vortrag oder ein persönlicher Beratungstermin bei Ihrem Metabolic Balance®-Betreuer haben Sie überzeugt, und Sie halten nun Ihren persönlichen Ernährungsplan in den Händen.
Spätestens jetzt sollten Sie sich Zeit nehmen, sich auch mental auf Ihre Kurskorrektur einzustellen.
In gewisser Weise haben Sie das natürlich bereits getan, sonst wären Sie nicht an diesem Punkt angelangt. Mit einer »Scharfeinstellung« Ihres Ziels werden Sie dieses schneller und sicherer erreichen.

Auflösung alter Glaubenssätze

Bevor Sie sich mit Ihrer geistigen Zielsetzung befassen, ist es sinnvoll, erst einmal geistigen Müll zu entfernen. Das ist so ähnlich wie bei der Neueinrichtung einer Wohnung. Auch hierbei wird erst einmal gründlich ausgemistet, damit die schönen neuen Dinge besser zur Wirkung kommen.

Im Laufe unseres Lebens sammeln wir Glaubenssätze und nehmen diese als Lebensmaxime. Ungeprüft übernehmen viele von uns das Wertesystem ihrer Eltern und Großeltern, ohne zu hinterfragen, ob es noch zeitgemäß ist.

Das Fatale ist, dass diese Sätze, an die wir glauben, sich tatsächlich verwirklichen. Je öfter solche Sätze gedacht oder ausgesprochen werden, umso schneller verwirklichen sie sich.

Nachfolgend nenne ich Ihnen einige Beispiele solcher Glaubenssätze. Diese Liste lässt sich sicher noch erweitern.

- In unserer Familie sind alle dick.
- Ich kann essen, was ich will, alles setzt an.
- Ich war schon als Kind dick.
- Dicke Menschen sind gemütlich.
- Ein Mann ohne Bauch ist ein Krüppel.
- Ein Mann ist stattlich, eine Frau ist dick.
- Im Alter wird man automatisch dicker.
- Es muss an den Genen liegen.
- Nach jeder Schwangerschaft bleiben Pfunde hängen.
- Ich brauche ein Stück Torte nur anzuschauen und habe es schon auf den Hüften.
- Ich werde jedes Jahr dicker.
- Lieber dick und intelligent als schlank und dumm.
- Jede Diät macht mich noch dicker.
- Bei Frust hilft nur Schokolade.
- Der Teller wird leer gegessen.
- Lieber den Magen verrenkt, als dem Wirt was geschenkt.
- Hungertod ist einer der schlimmsten.
- Selber essen macht dick.
- In den Wechseljahren nimmt man automatisch zu.
- Man gönnt sich ja sonst nichts.
- Mit Schokolade wird das Leben süß.
- Als Belohnung gibt es immer etwas Süßes.

Überprüfen Sie nun, ob aus Ihrem Unterbewusstsein ähnliche Sätze auftauchen und schreiben Sie »Ihre« Glaubenssätze auf ein Blatt Papier. Nehmen Sie sich dafür so viel Zeit, wie Sie benötigen.

Entscheiden Sie nun, ob diese Glaubenssätze noch für Sie gültig sein sollen. Wenn nicht, verabschieden Sie sich von jedem einzelnen. Es hat sich bewährt, sich von jedem Glaubenssatz laut zu verabschieden.
Gehen Sie etwa folgendermaßen vor:
Schreiben Sie den alten Glaubenssatz auf ein Blatt Papier. Dann sprechen Sie laut und deutlich:

»Ich verabschiede mich von folgendem Glaubenssatz ....

Du hast mir gut gedient.

Doch nun brauche ich Dich nicht mehr.

Ich lasse Dich los, aus allem, wo Du in mir gespeichert bist.«

Anschließend verbrennen Sie das Blatt Papier, auf das Sie die Sätze geschrieben haben, an einem feuersicheren Ort.
Sie können dieses Ritual jederzeit wiederholen. Manche Glaubenssätze sind hartnäckig, vor allem die ganz alten. Diese melden sich gerne zurück.

Neue Glaubenssätze

Nun ist in Ihrem geistigen Raum Platz für Ihr neues Lebenskonzept. Wenn Sie diesen Raum mit neuen Glaubenssätzen füllen, dann können sich die alten auch nicht wieder einnisten.

Folgende Glaubenssätze können Ihnen Anregung geben:

- Ich bin schlank und gesund.
- Mein Körper ist frei beweglich.
- Ich trage Kleidergröße ...
- Ich fühle mich wohl mit meinem Gesundgewicht.
- Ich bin kerngesund.
- Ich fühle mich wohl in meiner Haut und in meinem Körper.
- Von Tag zu Tag geht es mir besser und besser.

Wenn Sie eigene Glaubenssätze kreieren, beachten Sie bitte Folgendes:

- Formulieren Sie immer in der Gegenwart.
- Tun Sie so, als wäre der gewünschte Zustand bereits erreicht.
- Malen Sie sich Ihr neues Lebensgefühl mit allen Sinnen aus.
- Verwenden Sie ausschließlich positive Formulierungen.
- Halten Sie die Sätze kurz und knapp.

Es ist längst kein Geheimnis mehr, dass allein die Vorstellung eines bestimmten Zieles die Energie mobilisiert, die zur Zielerreichung führen wird.
Jedes Bild, welches wir vor unserem geistigen Auge entstehen lassen, will verwirklicht werden. Ihr Geist, Ihre Seele und Ihr Verstand werden alles daransetzen, um diese Idee lebendig werden zu lassen.

Mit Hilfe der nachfolgenden Meditation wird es Ihnen gelingen, Ihr Selbstbild nach Ihren Wünschen und Bedürfnissen zu formen.

Meditationsanleitung [3]

Nehmen Sie sich etwa eine Stunde Zeit für sich, in der Sie nicht gestört werden.

Legen oder setzen Sie sich bequem hin, lockern Sie zu enge Kleidungsstücke.

Schließen Sie Ihre Augen.

Folgen Sie zunächst dem Rhythmus Ihres Atems.

Beobachten Sie, wie die Atemluft in Ihren Körper hineinströmt, wie sich die Bauchdecke und der Brustkorb beim Einatmen heben und beim Ausatmen senken.

Ein Gefühl der Ruhe stellt sich ein.

Sie können die Kraft des Atems nutzen, indem Sie beim Ausatmen alles loslassen, was Sie in diesem Moment nicht gebrauchen können. Das sind störende Gedanken, Gefühle oder körperliches Unbehagen. Lassen Sie all das mit dem Ausatem hinausfließen.

Mit dem Einatem schöpfen Sie neue Energie, frischen Ihre Kraftreserven bewusst auf.

Machen Sie sich bewusst, dass dieser Rhythmus von Einatmen und Kraftschöpfen sowie Ausatmen und Loslassen auch dann stattfindet, wenn Sie nicht bewusst daran teilnehmen.

Gehen Sie nun mit Ihrer Aufmerksamkeit zu Ihren Füßen. Nehmen Sie Ihre Füße wahr, so wie sie sich in diesem Moment anfühlen.

Wandern Sie nun weiter körperaufwärts in die Knöchel und Fußgelenke. Nehmen Sie diese wahr. Wie fühlen sie sich an?

Dann gehen Sie weiter mit Ihrer Aufmerksamkeit zu den Unterschenkeln, nehmen Waden und Schienbeine wahr.

Darauf folgen die Knie.
Wie fühlen sich Ihre Knie jetzt an?

Weiter geht es zu den Oberschenkeln.

Spüren Sie Ihre Oberschenkel und lassen Sie zu, dass ihr Gewicht vollständig an die Unterlage abgegeben wird.

Nun widmen Sie sich Ihrem Gesäß, den Hüften, dem Becken. Was nehmen Sie wahr?

Spüren Sie jetzt in Ihren mittleren Bauch und den Rücken hinein. Nehmen Sie die Bewegungen Ihrer Bauchdecke wahr. Das Heben und Senken beim Einatmen und beim Ausatmen. Geben Sie das Gewicht ganz bewusst an die Unterlage ab.

Und nun spüren Sie Ihren Brustkorb, nehmen Sie auch die Bewegungen Ihres Brustkorbs wahr, spüren Sie den Schlag Ihres Herzens.
Das ist Ihr ganz persönlicher Rhythmus.

Jetzt gehen Sie mit Ihrer Aufmerksamkeit zum oberen Rücken, zum Nacken, den Schultern.
Wie fühlen sich diese in diesem Moment an?
Nehmen Sie Verspannungen wahr. Lassen Sie zu, dass Sie sich mit jedem Atemzug lockern.

[3] *Diese geführte Meditation erhalten Sie auch auf CD.*

Nun nehmen Sie Ihre Arme wahr, von den Oberarmen, über die Ellenbogen bis zu den Handgelenken und den Händen. Spüren Sie jeden einzelnen Finger.

Jetzt gehen Sie mit Ihrer Aufmerksamkeit zu Ihrem Hals, spüren Sie Ihren Hals und dann wandern Sie weiter in den Kopf hinein. Wie fühlt sich Ihr Kiefer an? Spüren Sie, wie die Augen sicher in ihren Höhlen ruhen.

Nehmen Sie jetzt den Kopf im Ganzen wahr. Lassen Sie zu, dass das Gewicht Ihres Kopfes ganz an die Unterlage abgegeben wird.

Und nehmen Sie noch einmal Ihren gesamten Körper wahr, so wie er jetzt ist, und gestatten sich, dass sich die Entspannung mit jedem Atemzug mehr und mehr in Ihrem Körper ausbreitet.

Dann lassen sie vor Ihrem inneren Auge ein Bild entstehen. Ein Bild von sich selbst, so, wie Sie gerne sein möchten.

Malen Sie sich dieses Bild von sich in allen Facetten aus, so, wie Sie es sich wünschen.

Wie ist Ihre Figur geformt?

Welche Kleidung tragen Sie?

Wieviel wiegen Sie?

Was haben Sie für eine Frisur?

Wie geht es Ihnen gesundheitlich?

Stellen Sie sich vor, dass Sie in Zukunft schmerzfrei sind und frei beweglich.

Sie gehen Ihrer Lieblingsbeschäftigung nach. Vielleicht gehen Sie am Meer spazieren oder Sie wandern im Gebirge.

Können Sie Geräusche wahrnehmen oder Düfte?

Ganz egal, welche Bilder auftauchen – Sie bestimmen mit der Kraft Ihrer Gedanken Ihre Zukunft.

Malen Sie sich also Ihr Idealbild so deutlich wie möglich aus. Bestimmen Sie selbst Ihr Ziel.

Nachdem Ihr Bild ganz klar und deutlich vor Ihrem inneren Auge zu sehen ist, lächeln Sie sich zu und lassen es immer kleiner und kleiner werden, bis es schließlich nicht mehr zu sehen ist.

Jetzt wenden Sie sich wieder Ihrem Körper zu und lösen sich langsam aus der Entspannung. Nehmen Sie noch einige tiefe Atemzüge und folgen Sie den Bewegungsimpulsen Ihres Körpers.

Je öfter Sie sich diese Idealvorstellung von sich selbst vor Augen führen, umso stärker ist die Motivation Ihres Wesens, alles zu tun, um schnellstmöglich identisch mit dem Bild zu sein. Nutzen Sie jede Gelegenheit für den Kontakt mit Ihrem neuen Selbstbild, vielleicht kurz vor dem Einschlafen, während monotoner Tätigkeiten, beim Zähneputzen, während des Abwaschens usw. Je spielerischer Sie damit umgehen, umso mehr Freude werden Sie in Ihr Leben holen.

Die Vorbereitungsphase

Sie haben einen für Sie günstigen Termin zum Start herausgesucht[4] und beginnen nun mit der Vorbereitungsphase. Ihr Körper wird auf die veränderte Lebensweise eingestimmt. Nehmen Sie sich dafür 2 Tage Zeit.

Die Darmreinigung

Ein gereinigter Darm bietet Ihnen optimale Voraussetzungen für den Beginn Ihres neuen Lebens. So, wie Sie Ihre Wohnung putzen, um sich danach darin wohl zu fühlen, sorgt auch ein gereinigter Darm für ein Wohlgefühl. Die Darmreinigung erfolgt morgens vor dem Frühstück.

Sie können wählen zwischen der Einnahme eines Abführmittels, wie Glaubersalz, Bittersalz, FX-Passagesalz oder Xprep. Diese Präparate erhalten Sie in Ihrer Apotheke. Verwendungshinweise stehen auf der Packungsbeilage.
Der Nachteil der oralen Abführmittel besteht einerseits darin, dass sie bei manchen Menschen Kreislaufprobleme verursachen. Außerdem weiß man nie genau, wann das Mittel wirkt und kann möglicherweise den ganzen Tag das Haus nicht verlassen.
Den Geschmack dieser Abführmittel empfinden viele Menschen als unangenehm.

Ich persönliche empfehle Einläufe, weil diese wesentlich schonender für den gesamten Organismus sind und normalerweise die Darmentleerung innerhalb kurzer Zeit erfolgt. In der Regel sind 30 Minuten für die gesamte Prozedur völlig ausreichend.
Einläufe gibt es als Fertigpräparate in der Apotheke oder sie können selbst hergestellt werden.
Die Anschaffung eines Irrigators (Gerät zum Verabreichen von Einläufen, erhältlich in der Apotheke) lohnt sich auch für später. Wer einmal die wohltuende Eigenschaft eines Einlaufs erfahren hat, wird bei Beschwerden, wie Kopfschmerzen, Migräne, Verstimmungszuständen oder hartnäckiger Verstopfung, gerne diese sanfte Heilmethode anwenden.
Mit Hilfe des Irrigators wird die gewählte Flüssigkeit in den Darm eingeführt. Vaseline am After erleichtert das Einführen. Außerdem ist es wichtig, erst die Luft aus dem Schlauch durch das Öffnen des Hahns zu entfernen.

Legen Sie sich auf die linke Seite mit angewinkelten Knien. Dies berücksichtigt die anatomische Lage des Dickdarms und erleichtert das Einlaufen der Flüssigkeit. Die Flüssigkeit lauwarm einführen.
Dann legen Sie sich auf den Rücken und massieren Ihren Bauch so, dass die Flüssigkeit in den gesamten Dickdarm gelangt (entgegen der Uhrzeigerrichtung).
Die Flüssigkeit mindestens 5-10 Minuten im Darm behalten und dann die Toilette aufsuchen.
Bitte achten Sie darauf, Einläufe niemals nur mit reinem Leitungswasser durchzuführen. Das kann zu

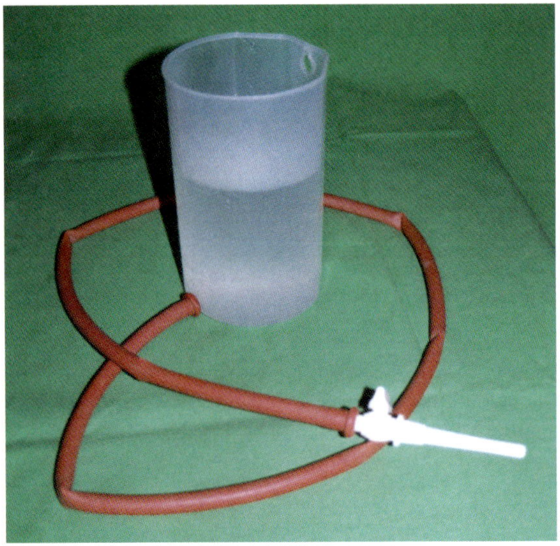

[4] *Rückenwind von der Natur erhalten Sie bei abnehmendem Mond.*

gesundheitlichen Beschwerden führen, weil das reine Wasser sofort durch die Darmwand in den Blutkreislauf gelangt und auf dem Weg dorthin möglicherweise vorhandene Schadstoffe in den Blutkreislauf resorbiert. Wahlweise können Sie folgende Einläufe herstellen und anwenden:

■ Salz-Einlauf

Wirkt stark reinigend und löst Verkrustungen im Darm. Geben Sie 1 Esslöffel naturbelassenes Kochsalz in 1 Liter abgekochtes Wasser, umrühren, bis sich das Salz gut aufgelöst hat. Wahlweise lässt sich auch Glauber- oder Bittersalz verwenden.

■ Kaffee-Einlauf

Kaffee-Einläufe wirken sehr anregend auf die Leber und fördern daher die Entgiftung. Sehr zu empfehlen bei Verstimmungszuständen und Kopfschmerzen/Migräne. Kochen Sie 1 Tasse starken Kaffee und verdünnen Sie ihn ansschließend mit ca. 1 Liter lauwarmen Wasser auf Körpertemperatur.

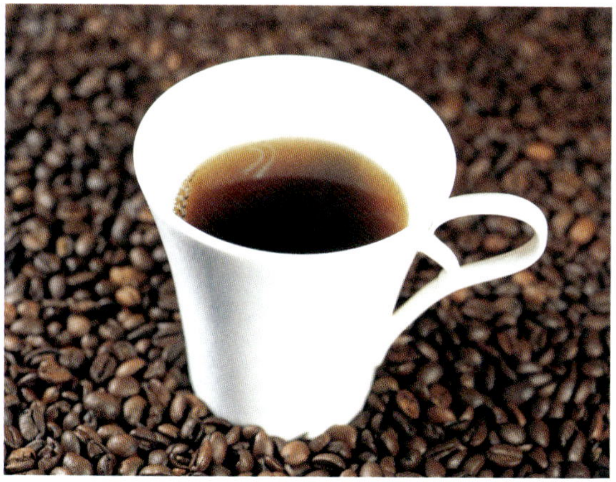

■ Natron-Einlauf

Natron ist ein altbewährtes Hausmittel bei Übersäuerung. Geben Sie 1 Esslöffel Natron auf 1 Liter abgekochtes Wasser.

■ Kräuter-Einlauf

Die Heilwirkung von Kräutern entfaltet sich durch einen Einlauf recht schnell. Je nachdem, welche Heilwirkung Sie erzielen wollen, wählen Sie ein entsprechendes Heilkraut und kochen sich Tee, welchen Sie dann als Einlauf Ihrem Körper zuführen.

Die Entschlackung

Während der Vorbereitungsphase soll der Körper angeregt werden zu entschlacken. Deshalb nimmt man auch nur entsprechende Nahrungsmittel zu sich. Auf tierisches Eiweiß wird in diesen beiden Tagen ganz verzichtet.
Wählen Sie zwischen:

■ Obsttag

Essen Sie ca. 1 kg Obst über den Tag verteilt.

■ Gemüsetag

Nehmen Sie ca. 1,5 kg Gemüse zu sich. Roh, gedünstet oder als Suppe zubereitet. Würzen Sie mit Kräutern.

■ Reistag

Kochen Sie 200 g Vollkornreis ohne Salz und essen Sie diesen auf 3 Mahlzeiten verteilt. Wenn Sie möchten, können Sie etwas ungezuckertes Apfelmus darüber geben.

■ Kartoffeltag

Verteilen Sie 1,5 kg Pellkartoffeln auf 3 Mahlzeiten. Würzen Sie mit frischen oder getrockneten Kräutern und verzichten Sie auf Salz.
Trinken Sie möglichst viel Wasser in dieser Zeit, das beschleunigt die Entschlackung.

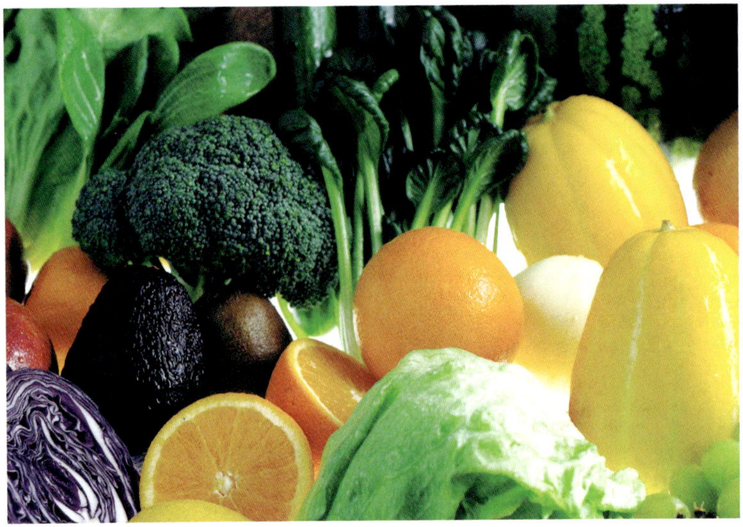

Die strenge Umstellungsphase

Regeln

Nun ist Ihr Körper bestens eingestimmt und Sie können mit der strengen Umstellungsphase beginnen. Beachten Sie dabei bitte folgende Regeln:

■ Nehmen Sie täglich 3 Mahlzeiten zu sich.
Denken Sie daran, dass Ihr Stoffwechsel die in Ihrem persönlichen Ernährungsplan errechneten Nahrungsmittelmengen benötigt, um wieder ins Gleichgewicht zu kommen. Wenn auch nur eine Mahlzeit ausfällt, bleibt Ihr Stoffwechsel inaktiv. Die Fette verbrennen im Feuer der Kohlenhydrate und Eiweiße. Ohne Nahrungsmittel erfolgt die Fettverbrennung unvollständig. Es werden Purine gebildet, die sich in Form von Gichtanfällen sehr schmerzhaft bemerkbar machen können.

■ Essen Sie nicht mehr, aber auch nicht weniger, als Ihr Plan vorsieht.
Die Nahrungsmittelmengen sind genau auf Ihren Stoffwechsel abgestimmt und werden in der errechneten Menge benötigt, um alle Stoffwechselvorgänge wieder ins Gleichgewicht zu bringen. Nur wenn Sie sich an die Mengenangaben halten, wird der Erfolg rasch eintreten.

■ Beginnen Sie jede Mahlzeit mit dem entsprechenden Eiweißanteil.
Ein Bissen Eiweiß vorweg genügt, um die Insulinausschüttung zu verzögern. Sie werden schneller satt und bleiben es auch länger. Sobald das Eiweiß im Magen angekommen ist, können Sie gemischt weiteressen.

■ Gönnen Sie Ihrem Körper zwischen den Mahlzeiten mindestens 5 Stunden Pause.
Die 5-Stunden-Pause beginnt mit dem letzten Bissen. In dieser Zeit trinken Sie möglichst viel Wasser, mindestens so viel, wie für Sie berechnet wurde. Jetzt wird die vorangegangene Mahlzeit verdaut und der Insulinspiegel sinkt. Fettabbau ist nur möglich, wenn kein Insulin im Blut schwimmt, das ist meistens nach 4–5 Stunden der Fall. Jede Nahrung, die Sie zwischendurch zu sich nehmen, sorgt für eine erneute Insulinausschüttung und verzögert die Stoffwechselregulierung.

■ Die letzte Mahlzeit sollte spätestens 21.00 Uhr beendet sein.
Das meiste Fett wird nachts verbrannt. Je eher also die letzte Mahlzeit beendet ist, umso schneller schmilzt das überflüssige Körperfett weg. Schichtarbeiter verändern Ihren Mahlzeitenrhythmus entsprechend ihrer Arbeitszeit.

■ Jede Mahlzeit soll nicht länger als eine Stunde dauern.

Die Ernährungsgewohnheiten ändern sich, und die meisten Menschen nehmen sich jetzt mehr Zeit für die Einnahme ihrer Mahlzeiten. Sie werden staunen, wie genussvoll Sie Ihre liebevoll zubereiteten Speisen nun zu sich nehmen.

■ Verzichten Sie während der strengen Umstellungsphase auf zusätzliches Fett.

In den eiweißhaltigen Lebensmitteln, aber auch im Obst und Gemüse, ist bereits Fett enthalten. Besonders in Fisch und Fleisch, aber auch in den Milchprodukten, ist ausreichend Fett vorhanden.

Bereiten Sie Ihre Mahlzeiten in einer beschichteten Pfanne zu, grillen oder dünsten Sie die Nahrungsmittel. Sie können auch in Wasser braten oder in einer Mischung aus Balsamicoessig und Wasser. Anregende Rezepte finden Sie im 2. Teil dieses Buches.

■ Verzehren Sie das für Sie vorgesehene Obst am Ende der Mahlzeit.

Das sorgt auch für einen ausgeglichenen Glukosespiegel und beeinflusst die Insulinausschüttung. So werden Sie lange satt bleiben. Verzichten Sie möglichst auf das Mischen der Obstsorten, bei vielen Menschen sind Blähungen die Folge.

■ Trinken Sie mindestens die für Sie errechnete Wassermenge über den Tag verteilt.

Das Wasser ist notwendig, um alle benötigten Nährstoffe zu den Zellen zu transportieren und alles, was ausgeschieden werden soll, abzutransportieren.

Anfangs werden Sie etwas häufiger die Toilette aufsuchen als bisher, die Blase passt sich normalerweise den veränderten Trinkgewohnheiten relativ schnell an.

Ungesüßten Tee und Kaffee können Sie ebenfalls trinken, diese werden allerdings nicht auf die Wassermenge angerechnet.

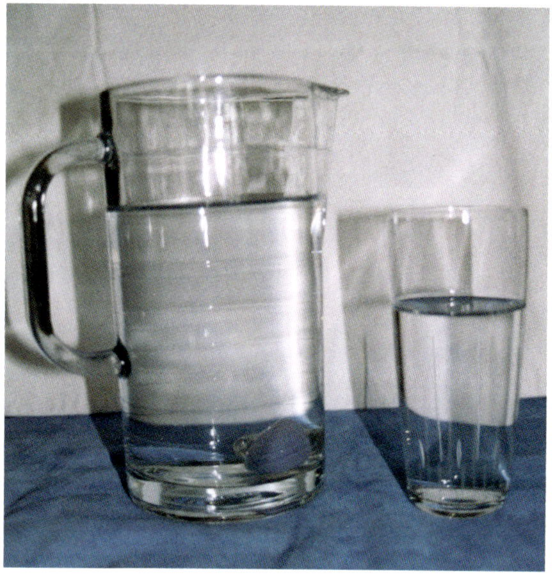

Messen Sie die benötigte Wassermenge zu Tagesbeginn ab, so haben Sie immer die Übersicht über Ihre Trinkmenge.

Verzichten Sie Ihrer Gesundheit zuliebe auf kohlensäurehaltiges Wasser. Dieses enthält kaum noch lebensnotwendigen Sauerstoff. Außerdem belastet die Kohlen-*Säure* den Stoffwechsel zusätzlich.

Alkohol und Fruchtsäfte sind in der strengen Umstellungsphase nicht erlaubt.

■ Nehmen Sie ein gutes Vitamin- und Mineralstoffpräparat ein.

Zu Beginn der Stoffwechselregulierung schwemmt Ihr Körper sehr stark aus. Vergleichbar mit einem schnell fließendem Gewässer wird alles abtransportiert, was »herumschwimmt«. Das sind neben den unerwünschten Stoffen aber oftmals auch wertvolle Vitamine und Mineralstoffe. Obwohl diese durch die reichlichen Mengen an Obst und Gemüse nachgeliefert werden, kann es zu vorübergehenden Mangelerscheinungen kommen. Deshalb empfiehlt sich die Einnahme eines wirklich guten Vitamin- und Mineralstoffpräparates in den ersten 2-3 Wochen der Ernährungsumstellung. Verzichten Sie auf Brausetabletten, diese enthalten unerwünschte Inhaltsstoffe.

Nachfolgend sehen Sie ein Beispiel, wie ein Mahlzeitenplan aussehen kann. Jeder Mahlzeitenplan sieht anders aus, immer abgestimmt auf die Ausgangslage des betreffenden Menschen.

Ernährungsplan für Erna Musterfrau

Aus der folgenden Nahrungsmittelliste wählen Sie aus, worauf Sie Appetit haben und kombinieren entsprechend dem Mahlzeitenplan. Leckere Rezeptideen finden Sie im 2. Teil dieses Buches.

Auch diese Nahrungsmittelliste ist nur ein Beispiel und kann bei Ihnen völlig anders aussehen.

Frühstück		
Vorschlag 1	**Vorschlag 2**	**Vorschlag 3**
210 ml Milch	2 Eier	210 g Naturjoghurt
40 g Haferflocken	105 g Gemüse	1 Sorte Obst

Mittag		
Vorschlag 1	**Vorschlag 2**	**Vorschlag 3**
130 g Fisch	85 g Käse	130 g Geflügel
135 g Gemüse	135 g Gemüse	135 g Gemüse

Abend		
Vorschlag 1	**Vorschlag 2**	**Vorschlag 3**
95 g Bohnen	95 g Tofu	140 g Fisch
145 g Gemüse	145 g Gemüse	145 g Gemüse

Nahrungsmittelliste für Erna Musterfrau

Nachfolgende Nahrungsmittel können Ihre Mahlzeiten bereichern:

Gemüse
Avocado (80 g), Blaukraut, Brunnenkresse, Eichblattsalat, Eissalat, Feldsalat, Frühlingszwiebel, Gartenkresse, grüne Bohnen, Grünkohl, Gurke, Karotten, Kohlrabi, Kürbis, Lauch, Löwenzahnblätter, Mangold, Okra, Pak-Soi, Peperoni, Pilze, Portulak, Radiccio, Rettich, Romana-Salat, Romanesco, Rucola, Sauerampfer, Sauerkraut, Schalotten, Spargel, Spinat, Spitzkohl, Staudensellerie, Tomate (eine halbe, mittelgroße pro Tag), Weißkohl, Zwiebel (2 Esslöffel pro Tag)
Obst
Apfel, Heidelbeeren (100 g), Mango (160 g), Papaya (180 g)
Fisch
Bachsaibling, Forelle, Goldbarsch, Heilbutt, Lachs, Makrele, Merlanfilet, Renke, Scholle, Seezunge, Sprotten, Viktoriabarsch, Zander
Stärke
Haferflocken, Roggenknäcke- oder Roggenvollkornbrot
Geflügel
Hähnchenbrust (ohne Haut), Putenbrust (ohne Haut)
Käse
Hüttenkäse (fettarm), Limburger (20 %), Magerquark, Schafsfrischkäse, Ziegenfrischkäse
Bohnen
Adzuki-Bohnen, Kicherebsen, Sojabohnen, Sojakeime, weiße Bohnen
Milch
Eier
Tofu

Stärke
Auf Wunsch dürfen Sie Roggenknäcke- oder Roggenvollkornbrot essen. Die maximale Menge entnehmen Sie bitte Ihrem Mahlzeitenplan.
Obst
Sie sollten täglich einen Apfel essen. Zusätzlich dürfen Sie 2 weitere Obstsorten aus Ihrer Obstliste verspeisen. Verzichten Sie auf Obstkonserven und nehmen Sie möglichst frisches oder gefrostetes Obst.
Eier
Hier finden Sie die Mengenangabe, wie viel Eier Sie pro Woche essen dürfen. Wenn auf Ihrem Mahlzeitenplan keine Eier verzeichnet sind, dürfen Sie das Eiweiß für Mittag- oder Abendessen durch 2 Eier austauschen.
Gewürze
Würzen Sie nach Herzenslust! Erlaubt sind alle natürlichen Gewürze, wie Salz, Pfeffer, Paprika, Knoblauch, Chili, Ingwer, Meerrettich usw. Absolut verboten sind Fertigwürzmischungen, wie Grillgewürz, Schnitzelgewürz, Maggi, Ketchup, Chutney und Senfmischungen. Diese enthalten unter anderem Zucker, Fettsäuren und künstliche Geschmacksverstärker.

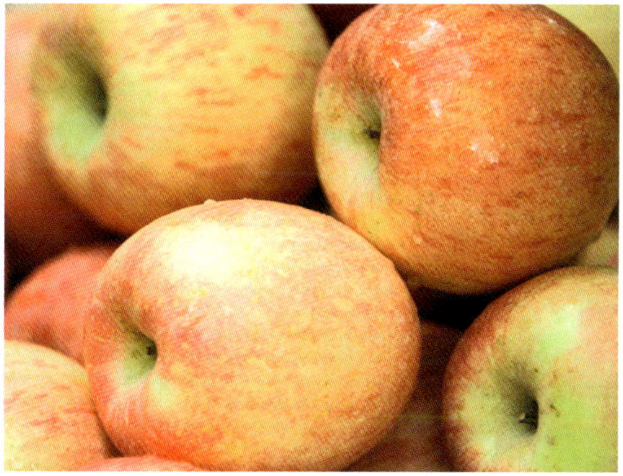

Die Mahlzeitenplanung

Wahrscheinlich ist es für Sie zunächst ungewohnt, sich für Ihre Mahlzeitenplanung Zeit zu nehmen.

Es ist ein Umdenken vom **unbewusst** ablaufenden Vorgang

»Oh, ich habe plötzlich Hunger! Was geben meine Vorräte her? Wie komme ich rasch aus dem Unterzucker? Wo ist der schnellste Pizzaservice? Gibt es hier in der Nähe eine Imbissbude?«

zum **bewussten** Sich-Gedanken-Machen:

»Worauf habe ich Appetit, wenn ich mir meine Nahrungsmittelliste anschaue? Wobei läuft mir das Wasser im Mund zusammen? Wie kann ich am besten kombinieren? Habe ich alles im Haus? Was esse ich morgen im Büro? Wie viel Zeit benötige ich für die Vorbereitung? Was lässt sich gut für unterwegs zusammenstellen? Wie plane ich meine Mahlzeiten in meinen Tagesrhythmus ein?«

Bei den meisten Menschen fügt sich diese neue Art, über Essen nachzudenken, innerhalb weniger Tage in den Lebensrhythmus ein. Und denken Sie daran, jede Kurskorrektur braucht ihre Zeit. Stellen Sie sich ein Schiff im Wasser vor, wie es sich langsam auf die neue Fahrtrichtung einstellt, um dann sicher und sanft das neue Ziel anzusteuern.

Je spielerischer Sie mit den Lebensmitteln und deren Kombination umgehen, umso mehr Freude wird in Ihr Leben Einzug halten. Außerdem können Sie Ihrer Kreativität wieder mehr Raum geben.

Die häufigsten Fragen in der strengen Umstellungsphase

Welche Lebensmittel zählen zum Eiweiß?

Korrekt müsste es heißen »stark eiweißhaltige Lebensmittel«. Der Einfachheit halber werden diese hier unter »Eiweiß« geführt.

Dazu gehören folgende Nahrungsmittel:

Austernpilze	Joghurt	Sahne
Eier	Käse	Shiitake-Pilze
Fisch	Keimlinge	Sojajoghurt
Fleisch	Körner	Sojamilch
Geflügel	Meeresfrüchte	Sprossen
Hülsen-früchte/ Bohnen	Milch	Tempeh
	Nüsse	Tofu
		Quark

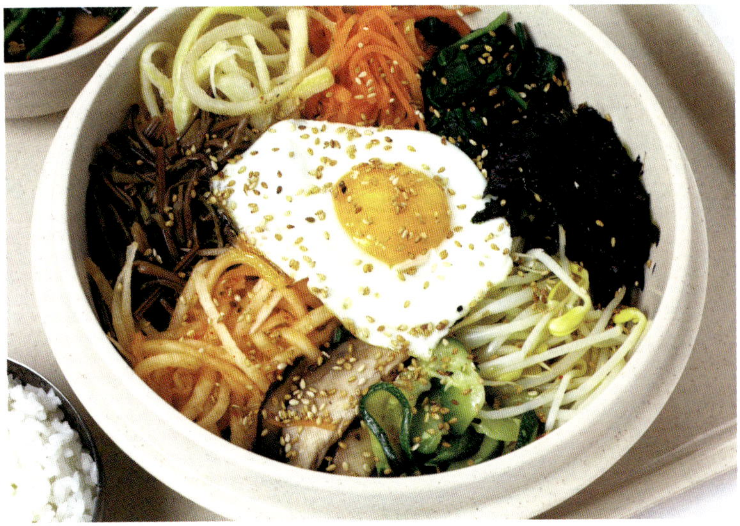

Weshalb soll ich immer mit Eiweiß beginnen?

Wenn Sie als Erstes einen Bissen Eiweiß zu sich nehmen, beschäftigt sich Ihr Stoffwechsel erst einmal mit der Eiweißverdauung. Der Blutzuckerspiegel steigt langsamer an, als wenn Sie mit Kohlenhydraten beginnen. Die Folge ist, dass Sie schneller satt werden und länger satt bleiben.

Warum darf ich pro Mahlzeit nur eine Eiweißsorte essen?

Die Eiweißsorten werden unterschiedlich verdaut.
Das nennt man »biologische Verwertbarkeit«.
Die Eiweißverdauung orientiert sich meist an dem Nahrungsmittel mit der niedrigsten biologischen Wertigkeit. Werden die Eiweiße gemischt gegessen, verbleiben Eiweißreste, die sich ungünstig auf die Verdauung auswirken können. Blähungen, Völlegefühl und Stuhlprobleme können die Folge sein. Zusätzlich übersäuert der Körper durch die anfallenden Aminosäurereste.
In der gelockerten Umstellungsphase können Sie Versuche anstellen, wie sich die gemischt verzehrten Eiweiße auf Ihr Wohlbefinden auswirken.

Darf ich Kaugummi kauen?

Wenn Sie Kaugummi kauen möchten, nehmen Sie am besten zuckerfreies Kaugummi.
Bedenken Sie, dass durch das Kauen dem Magen das Signal gegeben wird: »Nahrung im Anmarsch!« Der Magen schüttet daher Magensäure aus, was wiederum zu Hunger führen kann. Besser ist es, direkt nach dem Essen Kaugummi zu kauen. Probieren Sie am besten selbst aus, wie Ihr Körper reagiert.

Weshalb soll ich in der strengen Umstellungsphase auf Kräuter- und Früchtetee verzichten?

Der Verzehr von Früchtetee gibt dem Körper das Signal »Süßes im Anmarsch«. Es wird umgehend Insulin ausgeschüttet, um auf den zu erwartenden Blutzuckeranstieg reagieren zu können. Der Blutzuckeranstieg bleibt jedoch aus, weil im Früchtetee kaum Kohlenhydrate vorhanden sind. Was bleibt, ist Heißhunger.

Kräutertees haben je nach verwendetem Kraut bestimmte Auswirkungen auf den Stoffwechsel. Diese können sehr unterschiedlich und möglicherweise unerwünscht sein. Zur Reinigung und Entgiftung sowie für den Ausgleich Ihres Flüssigkeitshaushaltes ist klares Wasser am besten geeignet.
Kräuter entfalten außerdem ihre Heilwirkung viel besser, wenn sie wirklich nur bei Bedarf und bewusst eingesetzt werden.

Was kann ich bei Heißhungerattacken während der 5-Stunden-Pause unternehmen?

An erster Stelle empfehle ich Trinken, Trinken, Trinken ...

Heißhunger entsteht nicht durch zu wenig Essen, sondern durch einen zu hohen Insulinspiegel. Lassen Sie versuchsweise das süße Obst weg, um dadurch den Insulinspiegel niedriger zu halten.

Möglicherweise tauchen die Heißhungerattacken zu einer Tageszeit auf, zu der Sie sonst eine Zwischenmahlzeit eingeschoben haben. Dieses alte Verhaltensmuster können Sie durchbrechen, indem Sie sich ein neues Muster zulegen. Beispielsweise machen Sie einen kleinen Spaziergang, oder legen Sie während der Arbeitszeit ein paar Bewegungsübungen ein.
Lenken Sie sich irgendwie ab, wenden Sie Ihre Aufmerksamkeit anderen Dingen zu.
Vielen Menschen hilft auch ein Glas Wasser mit einem Schuss Apfelessig oder Zimt. Trinken Sie es bewusst und in kleinen Schlucken. Das Hungergefühl verschwindet meist umgehend.

Was hilft gegen Heißhunger auf Süßes und Verlangen nach Mehlspeisen?

Dahinter verbirgt sich meist ein Mineralstoffmangel.
Das Schüßlersalz[5] Nr. 9 »Natrium Phosphoricum D 6« kann Ihrem Stoffwechsel eine gute Unterstützung leisten.
Nehmen Sie etwa eine halbe Stunde vor jeder Mahlzeit eine Tablette ein. Am besten lösen Sie diese in einem Glas lauwarmen Wassers auf und trinken es schluckweise.

Was hilft, wenn immer nach dem Essen ein diffuses Hungergefühl bleibt?

Auch in diesem Fall kann ein Schüßlersalz[5] Abhilfe schaffen. Nehmen Sie 3 mal täglich vor jeder Mahlzeit das Mittel Nr. 5 »Kalium Phosphoricum D 6« ein.

Was hilft gegen Heißhunger auf Schokolade?

Bei Heißhunger auf Schokolade hat sich das Schüßlersalz[5] Nr. 7 »Magnesium Phosphoricum« bewährt. Lassen Sie 3 x täglich eine Tablette etwa 30 Minuten vor einer Mahlzeit langsam im Mund zergehen. Bei akutem Zustand bereiten Sie sich eine »heiße 7«: Sie lösen 10 Tabletten in heißem Wasser auf und trinken etwa alle 2 Minuten einen Schluck davon. Dieses Salz

[5] *Siehe Tabelle auf Seite 54 ff.*

hat sich auch bei Kopfschmerzen, Wadenkrämpfen und Muskelkater bewährt.

Außerdem können Sie das homöopathische Mittel »Helianthus Tuberosus« in der Potenz D 6 einnehmen. Geben Sie 3 Streukügelchen unter die Zunge, bis sie sich dort aufgelöst haben. Alternativ können Sie diese auch in ein Glas Wasser geben, verrühren und in kleinen Schlucken trinken.

Was hilft bei Kopfschmerzen?

Kopfschmerzen während der strengen Umstellungsphase haben als häufigste Ursache Wassermangel. Achten Sie unbedingt auf die Einhaltung Ihrer Trinkmenge.

Möglicherweise ist Ihr Blutdruck gesunken. Bluthochdruckpatienten sollten unbedingt ihren Blutdruck regelmäßig messen und gegebenenfalls nach Rücksprache mit dem verordnenden Arzt die Medikamente reduzieren. Der Blutdruck sinkt vor allem bei stark übergewichtigen Menschen mit Unterstützung von Metabolic Balance® bereits nach wenigen Tagen der Ernährungsumstellung.

Eine weitere Ursache kann starker Salzverlust in den ersten Tagen infolge der beginnenden Ausschwemmung sein.
Geben Sie eine Prise Salz auf Ihren Handrücken, schlecken Sie dieses ab und trinken Sie ein Glas Wasser. So können Sie die Kopfschmerzen schnell wieder loswerden.

Bei Spannungskopfschmerzen bringt das Schüßlersalz Nr. 7 oft rasche Linderung. Bereiten Sie sich eine »heiße 7«, indem Sie 10 Mineralstofftabletten in heißem Wasser auflösen und in kleinen Schlucken trinken.

Eine weitere Ursache für Kopfschmerzen kann auch Stuhlverstopfung sein.

Was kann ich gegen Stuhlverstopfung tun?

Eine der häufigsten Ursachen liegt darin, dass die Nahrung nicht gut genug gekaut wird. Sie können sich selbst testen, indem Sie sich beim Essen genau beobachten. Wenn Sie zum Hinunterspülen des Essens Wasser trinken müssen, haben Sie nicht genug gekaut.

Wenn Sie trotz ausreichenden Kauens der Nahrung verstopft sind und genügend trinken, können Sie sich mit Flohsamen oder Leinsamen helfen.
Geben Sie 1 Esslöffel davon zu Ihrem Frühstück, gemeinsam mit ausreichend Flüssigkeit quillt dann der Flohsamen oder Leinsamen im Verdauungstrakt auf und regt die Darmtätigkeit an.

Wenn die Verstopfung mit Kopfschmerzen und Missstimmung einhergeht, hilft ein Kaffee-Einlauf[6] rasch zu besserem Wohlbefinden.

Warum habe ich plötzlich kalte Hände und Füße?

Manche Menschen leiden während der strengen Umstellungsphase unter kalten Händen und Füßen und frieren leicht.
Das ist ein Zeichen dafür, dass die Stoffwechselregulierung auf Hochtouren läuft und Ihr Körper seine Energie gezielt dafür verwendet. Wenn nicht genügend Energie vorhanden ist, holt sich der Körper die Energie aus jenen Körperteilen, wo Sie sie am leichtesten entbehren können. Das sind die herzfernen

[6] *Die Anleitung finden Sie auf Seite 24.*

Hände und Füße. Die Zentralorgane müssen immer ausreichend mit Energie versorgt werden und werden deshalb verschont.

Unterstützen Sie Ihren Körper bei dieser Schwerstarbeit durch Hand- oder Fußbäder oder ein Vollbad. Geben Sie für ein Teilbad 1 Esslöffel Natron in das körperwarme Wasser, das regt Ihren Stoffwechsel an. Auf ein Vollbad geben Sie 2-3 Päckchen Natron. Baden Sie etwa 20 Minuten und ruhen Sie sich danach mindestens eine halbe Stunde aus.

Regelmäßige Saunabesuche wirken sich ebenfalls positiv auf den Wärmehaushalt aus.

Sorgen Sie gut für sich, indem Sie sich wirklich warm anziehen. Wollsocken und Wärmflasche haben sich seit jeher bewährt. Bewegen Sie sich an frischer Luft.

Möglicherweise ist es auch ratsam, das Wasser warm oder heiß zu trinken. Dann braucht es nicht mit der wertvollen Körperenergie aufgewärmt zu werden und führt dadurch zu wärmeren Gliedmaßen.

Was hilft bei Erkältungskrankheiten?

Wenn Sie sich erkältet haben und nicht gleich zu möglicherweise zuckerhaltigen Medikamenten greifen wollen, empfehle ich Ihnen folgende Naturheilmittel:

■ Bei Halsschmerzen

Halswickel mit einem feuchtwarmen Leinentuch (Geschirrtuch oder großes Herrentaschentuch) anlegen, darüber einen Wollschal wickeln.
Das veranlasst den Körper seine Heilungsenergie zum Hals zu schicken. Bei rechtzeitiger Anwendung über Nacht sind oft bereits am anderen Tag die Halsschmerzen verschwunden.

Frische Salbeiblätter kauen
Salbei enthält entzündungshemmende Substanzen. Kauen Sie 2-3 frische Salbeiblätter an und lassen Sie diese im Mund liegen, bis der typische Geschmack verschwunden ist. Wiederholen Sie dies 2-3 mal täglich. Wirkt ebenfalls sehr schnell!

Gurgeln Sie mit Salzwasser
Geben Sie ca. 1-2 Teelöffel Salz in ein Glas mit lauwarmem Wasser und gurgeln Sie damit mehrmals täglich.

Ölziehen ist meine Lieblingsmethode bei Halsweh.
Nehmen Sie 1 Esslöffel biologisch reines Sonnenblumenöl in den Mund (es geht auch mit Sesamöl oder anderen hochwertigen Ölen außer Olivenöl).
Ziehen Sie das Öl etwa 10 Minuten durch die Zähne, immer hin und her. Das Öl bindet hervorragend Keime und Giftstoffe (auch Nikotin).
Spucken Sie die nun milchig erscheinende Flüssigkeit aus, spülen Sie den Mund aus und putzen Sie sich gründlich die Zähne!
Die Wirkung ist morgens nüchtern am stärksten, aber auch abends vor dem Schlafengehen können Sie auf diese Weise Ihren Organismus entlasten.

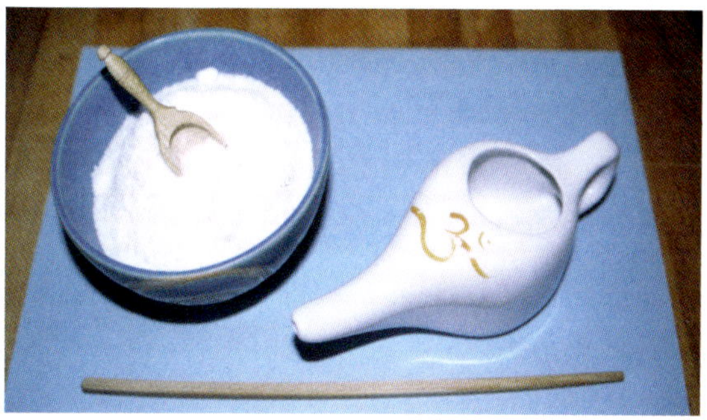

■ Bei Schnupfen

Bewährt haben sich Nasenspülungen mit warmem Salzwasser. In der Apotheke gibt es Nasenkännchen (siehe Abb.) speziell für diese Spülungen zu kaufen.

Geben Sie ca. 1 Messerspitze Salz und lauwarmes Wasser in das Nasenkännchen. Rühren Sie gut um. Beugen Sie Ihren Kopf über das Waschbecken und drehen Sie ihn in Richtung des Nasenlochs, welches etwas weniger verstopft ist. Dieses liegt jetzt oben. Dahinein lassen Sie die Hälfte des Salzwassers laufen, bis es durch das andere Nasenloch wieder austritt.
Danach drehen Sie den Kopf und lassen das restliche Wasser durch das zweite Nasenloch laufen, bis es aus dem anderen wieder hinausläuft.
Wichtig: Danach ca. 2 Stunden nicht nach draußen gehen. Die Schleimhäute müssen sich erst wieder erholen, bevor sie ihre Abwehrfunktion wieder voll erlangt haben. Also, am besten vor dem Schlafen anwenden.
Bei verstopfter Nase helfen Dampfbäder vorzüglich. Geben Sie kochendes Wasser in einen Inhalator, eventuell mit ein wenig ätherischem Eukalyptus- oder Kamillenöl. Atmen Sie durch die Nase ein und durch den Mund aus.
Sollte kein Inhalator vorhanden sein, geben Sie das kochende Wasser in einen Topf oder eine Schüssel und beugen Sie sich mit einem Handtuch über dem Kopf über den Dampf und inhalieren Sie wie oben beschrieben. Auch nach einem Dampfbad ist eine Ruhepause von mindestens 30 Minuten einzuhalten.

Welche Kräuter und Gewürze regen den Stoffwechsel an?

Kräuter und Gewürze sind nicht nur ein wahrer Genuss für sinnliche Gaumenfreuden und heben den Geschmack der Lebensmittel, sondern entfalten außerdem ihre heilsamen Wirkungen.
Vor nicht allzu langer Zeit waren Gewürze mehr wert als Gold, und selbst heute noch gibt es Gewürze, wie Safran, die tatsächlich teurer sind als das begehrte Edelmetall.
Unsere Vorfahren kannten sich noch sehr gut aus mit der Verwendung von Kräutern. Leider geriet dieser Erfahrungsschatz mit der Entwicklung der modernen Medizin immer mehr in den Hintergrund. Glücklicherweise ging dieses Wissen jedoch nicht verloren und wird gegenwärtig wieder vermehrt angewendet.

Wussten Sie schon, dass scharfe Gewürze nicht nur die Körperwärme ansteigen lassen, antibakteriell wirken und den Stoffwechsel ankurbeln, sondern außerdem glücklich machen?
Das liegt daran, dass unser Körper nicht zwischen den Empfindungen »scharf« und »schmerzhaft« unterscheiden kann. Immer, wenn Schmerz wahrgenommen wird, also auch nach dem Verzehr scharf gewürzter Speisen, schüttet der Körper Endorphine aus, um die Schmerzempfindlichkeit zu senken. Diese Endorphine wirken wie leichte Rauschmittel und schwimmen noch Stunden nach dem Verzehr der scharfen Gewürze im Blut. Probieren Sie am besten selbst die stimmungsaufhellenden Geschenke von Mutter Natur.

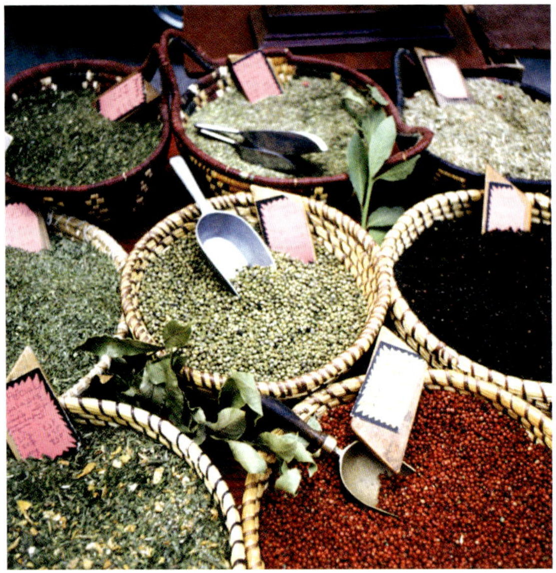

Name	Geruch/Geschmack	Schmeckt zu	Verträgt sich mit	Heilwirkungen
Anis	süßlich-aromatisch frisch würzig	Obst Fisch Möhren Rotkohl Kürbis Gurken	Ingwer Nelken Muskatnuss Vanille Pfeffer	verdauungsfördernd krampflösend regt alle Körperfunktionen an stärkt die Abwehrkräfte
Basilikum	aromatisch frisch, pfefferartig, würzig	Suppen Salaten Quark Käse Tomaten Gurken Fleisch	Pfeffer Knoblauch Zwiebeln Rosmarin Bohnenkraut Dill Salbei Estragon Koriander Petersilie	beruhigend schweißtreibend schleimlösend schlaffördernd stimmungsaufhellend
Beifuß	mild-herb würzig, leicht bitter	Eiern Fisch Gemüse Fleisch	Knoblauch Pfeffer Zwiebel	beruhigend hilft gegen Durchfall
Bohnenkraut	aromatisch-würzig scharf	Hülsenfrüchten Eiern Tomaten Gurken Sauerkraut Pilzen Käse Kohl Rosenkohl Kartoffeln	Petersilie Zwiebel Suppengrün Lorbeer Knoblauch Thymian Rosmarin	verdauungsfördernd magenstärkend krampflösend stoffwechselanregend entgiftend
Borretsch	gurkenartig mild-würzig	Fisch Fleisch Eiern Kräuterquark Salat Gurken Tomaten Paprika Kartoffeln Joghurt	allen Kräutern Paprika Chili	fiebersenkend nervenstärkend gegen Rheuma stimmungsaufhellend

Die Tabelle gibt Ihnen eine Übersicht über hierzulande gebräuchliche Kräuter und Gewürze.

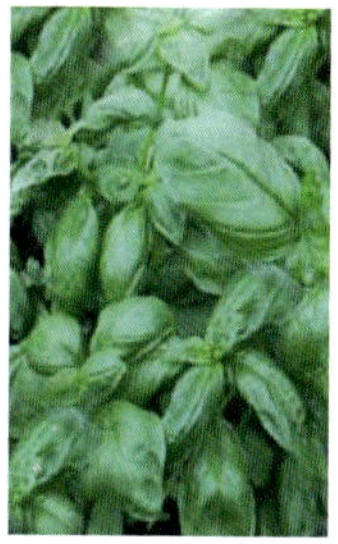

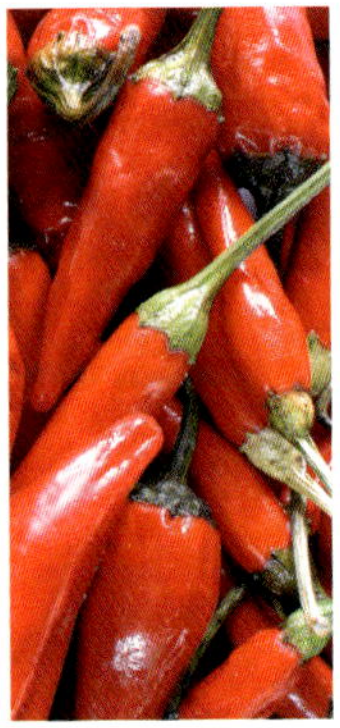

Name	Geruch/Geschmack	Schmeckt zu	Verträgt sich mit	Heilwirkungen
Brennnessel	spinatähnlich	Eiern Käse Quark Gemüse Salaten	Petersilie Borretsch Basilikum Liebstöckel Zwiebel Knoblauch	fördert die Blutbildung verdauungsfördernd blutreinigend stärkt die Abwehrkräfte fördert die Wundheilung
Chili Cayennepfeffer	reizt zum Niesen sehr scharf	Gemüsegerichten Eiern Fleisch Fisch Gurken Paprika Tomaten Käse	allen Gewürzen außer schwarzem Pfeffer	antibakteriell stimmungsaufhellend verdauungsfördernd
Dill	aromatisch süßlich-würzig	Fisch Eiern Käse Tomaten Gurken Salaten Kartoffeln	Petersilie Schnittlauch Borretsch	verdauungsfördernd schlaffördernd gegen Blähungen gegen Mundgeruch
Estragon	stark aromatisch anisähnlich würzig leicht bitter	Kräuterquark Eiern Kartoffeln Gurken Tomaten Fleisch	Zwiebel Pfeffer Knoblauch Petersilie Schnittlauch Kerbel Salbei Basilikum Bohnenkraut Thymian Oregano Rosmarin Majoran	entschlackend blutreinigend harntreibend verdauungsfördernd schmerzlindernd darmreinigend
Fenchel	aromatisch würzig-süß anisartig	Eiern Fleisch Fisch Kohl Quark Kartoffeln	Dill Kümmel Anis Zwiebel Knoblauch	verdauungsfördernd gegen Blähungen beruhigend schleimlösend darmreinigend

Name	Geruch/Geschmack	Schmeckt zu	Verträgt sich mit	Heilwirkungen
Gartenkresse	senfartig scharf leicht brennend	Salaten Kräutersuppen Kräuterquark Eiern Fisch	Petersilie Pfeffer Paprika	blutreinigend magenstärkend gegen Kopfschmerzen blutzuckersenkend entgiftend fiebersenkend
Gewürznelke	sehr intensiv brennend-würzig	Fleisch Rotkohl Gemüse Kompott Kürbis	Piment Lorbeerblatt Zimt Zwiebel Kardamom Knoblauch Pfeffer	gegen Zahnschmerzen gegen Magenverstimmung darmstärkend
Ingwer	mild-würzig prickelnd-scharf	Äpfeln Birnen Möhren Gurken Currygerichten Geflügel Fisch Wild	Nelke Zimt Muskatnuss Piment Paprika	schweißtreibend entzündungshemmend stoffwechselanregend gegen Kopfschmerzen gegen Durchfall gegen Blähungen gegen Übelkeit entgiftend
Kapern	würzig herb-würzig	Salaten Käse Fleisch Fisch Käse Eiern	Petersilie Schnittlauch Pfeffer Paprika	appetitanregend
Kardamom	fein aromatisch kampferartig kräftig brennend süßlich	Milchspeisen Quarkspeisen Chicoreesalat Kaffee Tee Curryspeisen	Zimt Muskat Nelke Piment	magenstärkend stimmungsaufhellend

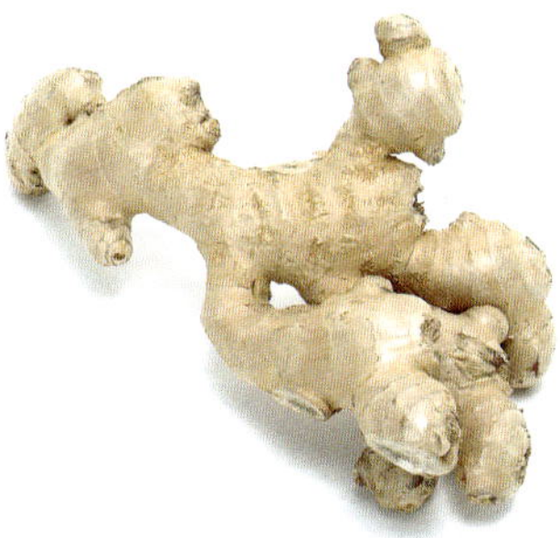

Name	Geruch/Geschmack	Schmeckt zu	Verträgt sich mit	Heilwirkungen
Knoblauch	eigenartig scharf durchdringend schwach brennend typisch knoblauch-artig, süßlich	Gemüse Salatsoßen Kräuterquark Fleisch Fisch Hülsenfrüchten Auberginen Paprika Tomaten Zwiebeln	allen kräftigen Kräutern	stoffwechselanregend verdauungsfördernd blutreinigend antiseptisch darmreinigend blutzuckersenkend blutdrucksenkend entgiftend
Koriander	angenehm würzig würzig salbeiähnlich	Salaten Roter Bete Kohlgerichten Eiern Fisch Fleisch	Anis Basilikum Fenchel Kresse Piment Bohnenkraut Muskat Zimt Pfeffer Nelken Zwiebel Knoblauch	appetitanregend verdauungsfördernd gegen Blähungen
Kümmel	art-eigen kümmel-artig würzig leicht süßlich anisartig	Quark Käse Sauerkraut Kohl Roter Bete Fleisch Lauch Zwiebeln	Pfeffer Chili Basilikum Paprika	verdauungsfördernd magenstärkend gegen Blähungen
Kurkuma	angenehm aromatisch ingwerartig leicht brennend etwas säuerlich bitter	Fisch Eiern Ananas Käse Currygerichten Fleisch	allen tropischen Gewürzen	leber- und gallestärkend darmreinigend

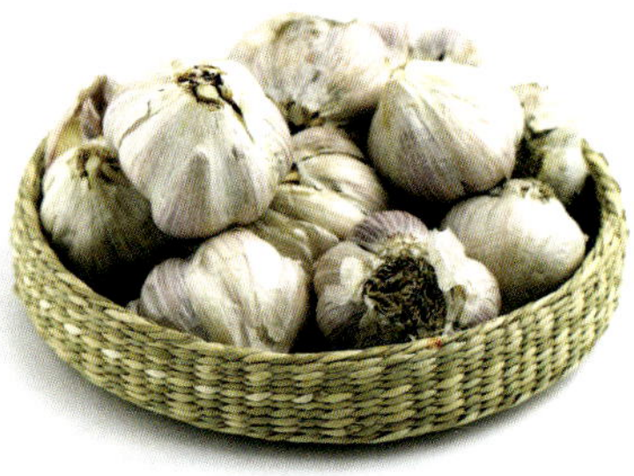

Name	Geruch/Geschmack	Schmeckt zu	Verträgt sich mit	Heilwirkungen
Liebstöckel	eigenartig würzig kräftig würzig sellerieartig	Salaten Kräutersoßen Suppen Kartoffeln Eiern Pilzen Käse	Knoblauch Zwiebel Majoran	harntreibend magenstärkend gegen Blähungen
Lorbeer	art-eigen aromatisch würzig bitter	Fleisch Fisch Eintöpfen Roter Bete Möhren Rot- und Weißkohl Pilzen Gemüse	allen Gewürzen salzigen Speisen	magenstärkend nierenstärkend leberstärkend verdauungsfördernd nervenstärkend
Majoran	art-eigen aromatisch kräftig schwach brennend	Tomaten Kartoffeln Hülsenfrüchten Fleisch Zwiebeln Käse	Thymian Basilikum Rosmarin	verdauungsfördernd hustenlindernd beruhigend schlaffördernd nervenstärkend
Melisse	zitronig	Obst Salat Kräuterquark Joghurt	allen frischen Kräutern	herzstärkend beruhigend gegen Ängstlichkeit gegen Kopfschmerzen
Meerrettich	scharf prickelnd reizt zu Tränen	Fleisch Fisch Eiern Roter Bete Quark	Pfeffer Senfkörnern Paprika Zitronensaft	entgiftend harntreibend verdauungsfördernd gegen Migräne stoffwechselstärkend darmreinigend leberanregend
Minze	mentholartig scharf-würzig erfrischend kühlend	Obst Gemüse Kräuterquark Fleisch Eierspeisen	milden frischen Kräutern	verdauungsfördernd antiseptisch fiebersenkend leberstärkend stoffwechselanregend krampfstillend

Name	Geruch/Geschmack	Schmeckt zu	Verträgt sich mit	Heilwirkungen
Muskatblüte	weihrauchartig muskatnussähnlich, aber feiner	Gemüse Käse Eierspeisen Kartoffeln Suppen	Zimt Nelke Piment Ingwer	verdauungsfördernd durchblutungsfördernd stimmungsaufhellend
Muskatnuss	angenehm aromatisch	Suppen Fleisch weißem Gemüse Eierspeisen Kompott	Pfeffer Lorbeer Petersilie Suppengrün Knoblauch Zwiebel	entgiftend stimmungsaufhellend
Oregano	feinduftig angenehm würzig scharf-würzig bitter-herb	Tomatengerichten Auberginen Fleisch Suppen Käse	Thymian Basilikum Rosmarin	verdauungsfördernd krampflösend schleimlösend
Paprika	fein aromatisch voll-fruchtig	Salaten Suppen Fleisch Fisch Eierspeisen Käse Quark Gemüse	Knoblauch Zwiebel Kümmel Majoran	stärkt das Immunsystem gegen Erkältungskrankheiten stimmungsaufhellend
Petersilie	fein aromatisch unaufdringlich	Salaten Suppen Gemüse Fleisch Eierspeisen Kartoffeln Käse	Schnittlauch Zwiebel Knoblauch Thymian und anderen milden Kräutern	blutreinigend verdauungsfördernd appetitanregend harntreibend leberstärkend heilungsfördernd
Pfeffer	würzig-kräftig beißend	Suppen Gemüse Fleisch Käse Eierspeisen Erdbeeren	allen Gewürzen außer Chili	verdauungsfördernd gegen Übelkeit gegen Erkältungskrankheiten fiebersenkend

Name	Geruch/Geschmack	Schmeckt zu	Verträgt sich mit	Heilwirkungen
Piment	nelkenartig pfefferscharf	Suppen Obst Fleisch Fisch Schokolade	Lorbeer Nelke Pfeffer Apfelsinenschale Thymian Salbei Majoran Vanille	verdauungsfördernd schmerzlindernd gegen Blähungen
Rosmarin	weihrauchartig-aromatisch harzig-bitter würzig	Tomatengerichten Fleisch Kräutersoßen Fisch Gemüsesuppe Kohlgerichten	Thymian Majoran Paprika Wacholderbeeren Petersilie	kreislaufstärkend magenstärkend stimmungsaufhellend anregend
Salbei	stark aromatisch streng würzig bitter	Fleisch Fisch Käse Kräutersoßen Suppen Gemüse Eierspeisen Kräuterquark	Minze Rosmarin Bohnenkraut Majoran Basilikum Knoblauch Zwiebel Ingwer Lorbeerblatt	antiseptisch entzündungshemmend anregend nervenstärkend stimmungsaufhellend verdauungsfördernd stoffwechselstärkend harntreibend
Schnittlauch	lauchartig scharf-würzig zwiebelartig	Kräutersoßen Salaten Käse Kräuterquark Eierspeisen Fisch Fleisch Kartoffeln	allen milden Kräutern Knoblauch Zwiebel	verdauungsfördernd appetitanregend
Senf	aromatisch zuerst angenehm nussartig, dann meer-rettichähnlich, scharf	Sauerkraut Kohlgerichten Currygerichten Fleisch Fisch	Lorbeerblatt Piment Nelke Zwiebel Knoblauch	verdauungsfördernd harntreibend anregend fiebersenkend

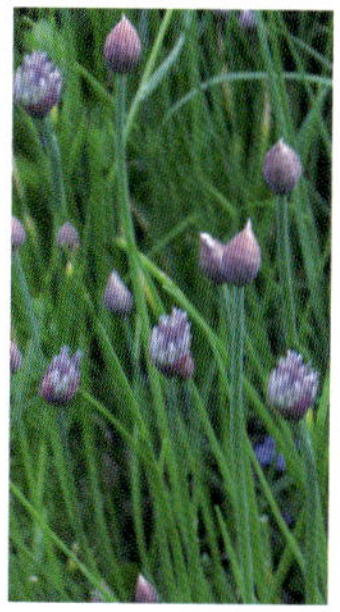

Name	Geruch/Geschmack	Schmeckt zu	Verträgt sich mit	Heilwirkungen
Sternanis	anisartig würzig bis süßlich	süßsauren Gerichten asiatischen Gerichten	Fenchel Pfeffer Nelke Ingwer Zimt	verdauungsfördernd schleimlösend anregend harntreibend gegen Halsschmerzen
Thymian	aromatisch würzig-scharf etwas bitter nelkenartig	Kräuterquark Suppen Salaten Fleisch Eierspeisen Tomaten Auberginen	Lorbeer Petersilie Knoblauch Zwiebel	verdauungsfördernd gegen Magenbeschwerden krampflösend harntreibend antiseptisch gegen Atemwegserkrankungen
Vanille	angenehm aromatisch süßlich-würzig	Milchgerichten Süßspeisen Schokolade Obstkompott Fruchtsuppen	Zimt Ingwer Nelke	fiebersenkend potenzsteigernd
Wacholder-beeren	würzig angenehm würzig-süß schwach bitter	Fruchtsoßen Wildgerichten Fleisch Fisch Sauerkraut Roter Bete	Petersilie Thymian Fenchel Majoran Lorbeer Minze Beifuß Knoblauch	gegen Blasen- und Harnleiden verdauungsfördernd harntreibend
Zimt	aromatisch-würzig feurig-gewürzhaft süß	Milchspeisen Fruchtsuppen Kompott Äpfeln Birnen Pflaumen Currygerichten Zwiebelgerichten	Nelke Piment Muskat Vanille Koriander	magenstärkend blutzuckersenkend verdauungsanregend kreislaufanregend

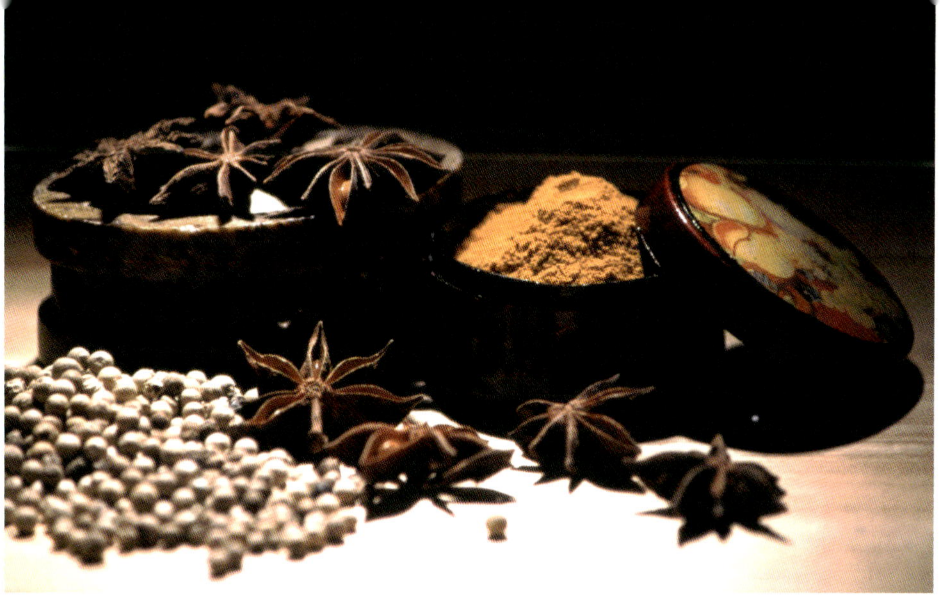

Name	Geruch/Geschmack	Schmeckt zu	Verträgt sich mit	Heilwirkungen
Zwiebel	eigenartig scharf schwach brennend typisch zwiebelartig süßlich	Gemüse Salatsoßen Kräuterquark Fleisch Fisch Hülsenfrüchten Auberginen Paprika Tomaten Currygerichten Äpfeln Kartoffeln	allen kräftigen Kräutern Knoblauch	antiseptisch blutreinigend harntreibend blutdruckregulierend entgiftend darmreinigend verdauungsanregend schweißtreibend blutzuckersenkend krampfstillend stimmungsaufhellend

Welche Steine und Mineralien können mich bei der Stoffwechselregulierung unterstützen?

Die Steinheilkunde erlebt aufgrund der inzwischen guten Verfügbarkeit der Heilsteine ein enormes »Comeback«. Steinheilkunde ist so alt wie die Menschheit selbst, und aus alten Überlieferung können wir entnehmen, welche Heilwirkungen unsere Vorfahren den verschiedenen Steinen zugeordnet haben. Die wohl berühmteste Steinheilkundige der Vergangenheit ist Hildegard von Bingen. Für sie war der Einsatz von Steinen und Mineralien zu Heilzwecken selbstverständlich, und glücklicherweise hat sie uns ihren Wissensschatz schriftlich überliefert.
Die moderne Steinheilkunde stellt uns im Ergebnis vielfältiger Forschungen weitere Möglichkeiten über den Einsatz von Heilsteinen zur Verfügung.

Wir können mit Hilfe der Steine unser körperliches, seelisches, mentales und geistiges Wohlergehen auf vielfältige Weise fördern.

Die folgende Übersicht zeigt Ihnen Heilsteine und deren Eigenschaften, die insbesondere im Hinblick auf die Stoffwechselregulierung ausgewählt wurden.

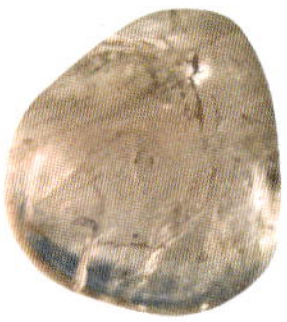

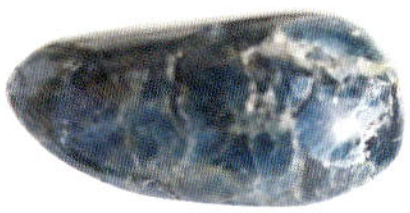

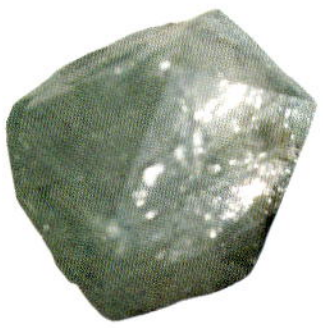

Name	Eigenschaften	Anwendungshinweise
Amethyst	· Reinigend auf allen Ebenen. · Lindert Darmbeschwerden und verbessert Hauterkrankungen. · Fördert erholsamen Schlaf. · Außerdem erhöht er die Konzentrationsfähigkeit und die Überwindung alter Verhaltensmuster!	Legen Sie den gereinigten Stein über Nacht in ein Glas mit Wasser und trinken Sie es morgens nüchtern, darüber werden sich besonders die Lunge, der Dickdarm und die Haut freuen. Bei Hautunreinheiten wird dieses Wasser direkt auf die Haut aufgetragen, gut geeignet sind Zerstäuber. Ein klarer, heller Amethyst unter dem Kopfkissen fördert erholsamen Schlaf. Sie können diesen Stein auch direkt am Körper tragen.
Apatit	· Bringt Motivation und Antriebsfreude. · Macht lebendig und hilft bei Erschöpfung. · Wirkt stärkend auf Knochen, Knorpel und Zähne. · Mobilisiert Energiereserven und wirkt positiv auf die Zellerneuerung. · Fördert gesunden Appetit.	Tragen Sie diesen Stein am besten direkt am Körper oder kleben Sie ihn mit Heftpflaster zur Schmerzlinderung und Knochenheilung direkt auf die betreffende Stelle. Apatit kann auch in das Trinkwasser gelegt werden.
Apophyllit	· Hilft, alte Verhaftungen loszulassen, bringt Ruhe und Gelassenheit. · Lindert Atemwegsbeschwerden, insbesondere Asthma. · Fördert die Nerventätigkeit und hilft gegen Allergien.	Bei Asthmaanfällen wird ein Kristall direkt auf das Brustbein gelegt. Ansonsten tragen Sie den Stein direkt auf der Haut.

Name	Eigenschaften	Anwendungshinweise
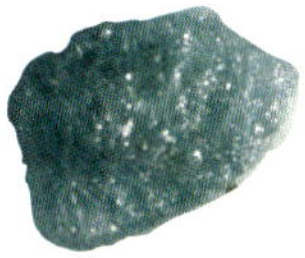 **Aquamarin**	· Fördert Ausdauer und Zielstrebigkeit. · Lindert Erkrankungen des Hormonsystems, besonders der Schilddrüse. · Wirkt sehr gut gegen Allergien und bei anderen Autoimmunerkrankungen. · Verbessert die Sehkraft.	Tragen Sie diesen Stein am besten über längere Zeit bei sich. Sie können auch Ihr Trinkwasser mit Aquamarin energetisieren. Bei Augenerkrankungen legen Sie den Stein direkt auf die Augen.
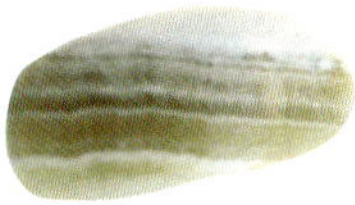 **Aragonit**	· Fördert das körperliche Wohlbefinden und wirkt beruhigend. · Er reguliert den Calcium-Stoffwechsel, verbessert Bandscheibenbeschwerden und regt die Muskeltätigkeit an. · Er stärkt das Immunsystem und wirkt gegen Verdauungsbeschwerden.	Aragonit entfaltet seine Wirkung langsam und soll daher über längere Zeit am Körper getragen werden. Bei Bandscheibenbeschwerden kleben Sie einen flachen Stein mit Heftpflaster direkt auf die betroffene Stelle.
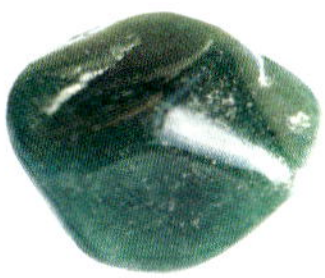 **Aventurin**	· Er ist ein typischer Regenerationsstein, hilft bei Überanstrengung und macht geduldig. · Der Fettstoffwechsel wird angeregt und der Cholesterinspiegel wird gesenkt. · Aventurin stärkt die Herztätigkeit, lindert Allergien und Hautausschläge. Er stärkt das Bindegewebe und wirkt schmerzstillend.	Tragen Sie diesen Stein über längere Zeit an einer Kette oder direkt am Körper. Bei Schmerzen wird er direkt auf die entsprechende Stelle geklebt.
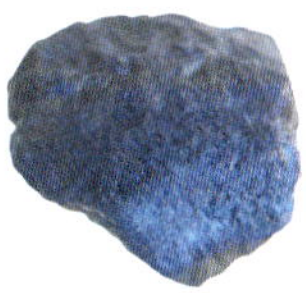 **Azurit**	· Hilft, überholte Lebensmuster zu überwinden. · Er wirkt leberanregend und entgiftend. · Die Schilddrüsentätigkeit wird stimuliert. · Er regt die Gehirn- und Nerventätigkeit an.	Für die Stoffwechselregulierung wird der Stein direkt über der Leber auf die Haut aufgeklebt. Ansonsten tragen Sie diesen leuchtend blauen Stein als Anhänger oder benutzen ihn als Handschmeichler. Für die Anwendung im Trinkwasser ist er nicht geeignet.
 **Bergkristall**	· Fördert die eigene Entwicklung und verhilft zu Stärke und Klarheit. · Er regt sämtliche Drüsentätigkeit an und eignet sich daher besonders als Heilstein für die Stoffwechselregulierung. · Er lindert Schmerzen und senkt Fieber.	Am besten legen Sie sich Bergkristall in Ihr Trinkwasser. Er verstärkt die Wirkung aller anderen Steine und kann daher gut mit einem anderen Stein gemeinsam angewendet werden. Sie können ihn auch als Kette oder Handschmeichler verwenden.

Name	Eigenschaften	Anwendungshinweise
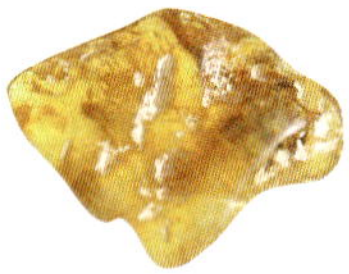 **Bernstein**	· Fördert ein sonniges Wesen, bringt Sorglosigkeit und macht fröhlich. · Er ist ein besonders förderlicher Stein für den Stoffwechsel, wirkt günstig auf die Bauchspeicheldrüse, den Magen, die Milz, Leber und Galle. · Er verbessert Gelenkbeschwerden, stärkt Schleimhäute und fördert die Wundheilung.	Tragen Sie den Bernstein als Kette oder Anhänger direkt auf der Haut. Er kann auch direkt auf das betreffende Organ aufgeklebt werden.
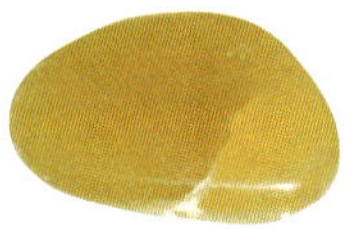 **Calcit**	· Fördert Selbstüberwindung und stärkt das Selbstvertrauen. · Macht tüchtig und *erfolg-reich*! · Calcit wirkt stoffwechselanregend und stärkt das Immunsystem. Er lindert Haut- und Darmbeschwerden und fördert die Heilung von Knochen und Gewebe.	Bereichern Sie mit Calcit Ihr Trinkwasser oder tragen Sie ihn direkt am Körper, und er wird seine Wirkung recht schnell entfalten.
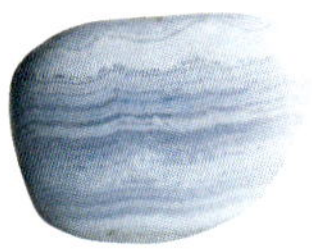 **Chalcedon, blau**	· Er bringt alles ins Fließen, macht leicht und beschwingt. Er wirkt beruhigend und hilft, Stress abzubauen. · Körperflüssigkeiten werden angeregt, die Lymphe fließen besser, und der Blutdruck wird reguliert. Er wirkt entzündungslindernd und stärkt das Immunsystem. · Die innersekretorischen Drüsen werden angeregt und dadurch der gesamte Stoffwechsel. Er hilft in frühen Stadien von Diabetes Typ 2.	Ein besonders guter Stein für die Energetisierung des Trinkwassers. Dadurch kann sich die Wirkung rasch im ganzen Körper entfalten. Sonst kann er selbstverständlich als Kette oder Anhänger direkt am Körper getragen werden oder als Handschmeichler wirken.
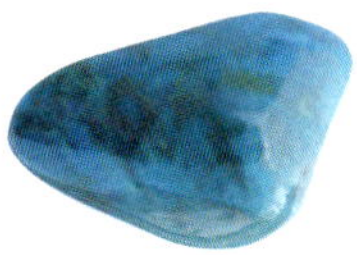 **Chrysokoll**	· Er macht ausgeglichen und hilft, Antriebslosigkeit zu überwinden. · Er stärkt die Leberfunktion, fördert dadurch die Entgiftung und reguliert die Schilddrüsenfunktion. · Chrysokoll wirkt krampflösend, entspannend und schmerzlindernd.	Tragen Sie den Stein nach Belieben bei sich oder legen oder kleben Sie ihn direkt auf die entsprechende Körperstelle auf. Zur Trinkwasserbereitung ist Chrysokoll nicht geeignet.

Name	Eigenschaften	Anwendungshinweise
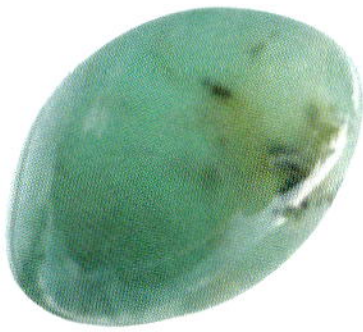 **Chrysopras**	· Fördert Selbstvertrauen und vermittelt das Gefühl, in ein größeres Ganzes eingebettet zu sein. · Er ist der klassische Entgiftungsstein für Körper und Seele. · Die Lebertätigkeit wird stark angeregt und selbst hartnäckige Schlacken und Gifte, auch Schwermetalle, werden gelöst und können ausgeschieden werden. · Chrysopras lindert Allergien und Hautkrankheiten, besonders Neurodermitis.	Trinken Sie morgens nüchtern Chrysopras-Wasser. Beginnen Sie mit der Menge, die in ein Likörglas passt, und steigern sie die Dosis langsam. Ich empfehle Chrysopras als »Starterstein« für die Stoffwechselregulierung. Wichtig ist, viel Wasser zu trinken, um die gelösten Schlacken und Gifte aus dem Körper zu transportieren. Sie können den Stein auch direkt am Körper tragen.
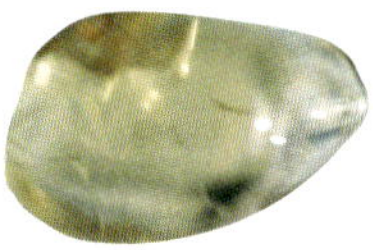 **Citrin**	· Er bringt Lebensfreude und fördert den Selbstausdruck. · Er regt die Verdauung an, stärkt Magen, Milz und Bauchspeicheldrüse. · Lindert Diabetes Typ 2 im Anfangsstadium. · Wirkt wärmend und stärkt die Nerven.	Tragen Sie Citrin am besten mit Hautkontakt.
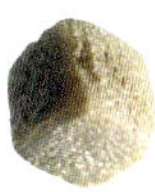 **Diamant**	· Er bringt Ordnung ins Leben und fördert die geistige Freiheit. Er hilft, Krisen zu überwinden. · Diamant fördert alle Reinigungsprozesse im Körper und regt die Hormondrüsen an. · Er ist somit ein idealer Heilstein für die Stoffwechselregulierung.	Diamant verstärkt die Wirkung anderer Steine. Er wird als Schmuck getragen oder zur geistigen Unterstützung während der Meditation auf das 3. Auge aufgelegt.
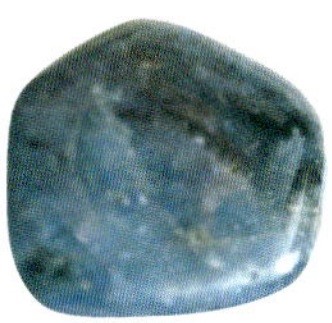 **Dumortierit**	· Fördert eine positive Lebenseinstellung und verstärkt das Lebensmotto »Nimm's leicht«. · Hilft bei Panik und Angstzuständen. Unterstützt die Veränderung alter Verhaltensmuster. · Lindert Übelkeit, Erbrechen und Durchfall. Hilft bei Kopfschmerzen.	Tragen Sie den Stein längere Zeit bei sich. Sie können ihn auch mit ins Bett nehmen.

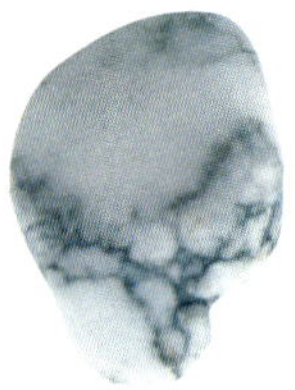
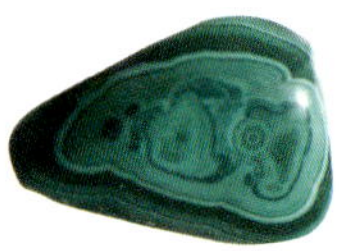
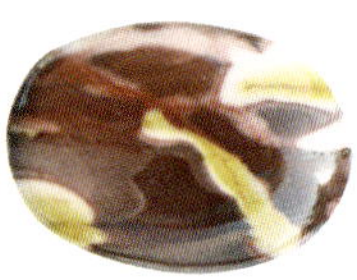
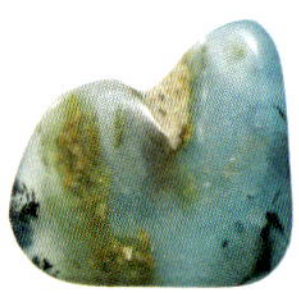
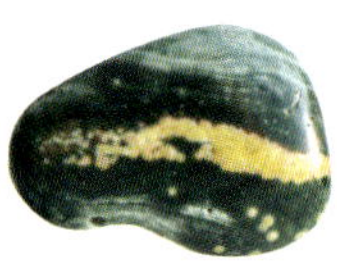

Name	Eigenschaften	Anwendungshinweise
Magnesit	· Er fördert eine lebensbejahende Grundstimmung, beruhigt und entspannt. · Er ist der wichtigste Heilstein bei Magnesiummangel und hilft bei Muskelkrämpfen, Migräne, Darmkrämpfen und Gallenkoliken. · Magnesit fördert die Entgiftung, regt den Fettstoffwechsel an und hilft, den Cholesterinspiegel zu senken.	Sie können Magnesit direkt in Ihr Trinkwasser legen oder mit Hautkontakt am Körper tragen.
Malachit	· Eigene Wünsche und Bedürfnisse werden ins Bewusstsein geholt. · Malachit wirkt krampflösend, fördert die Entgiftung, regt die Lebertätigkeit an und unterstützt die Entsäuerung des Gewebes.	Tragen Sie Malachit möglichst mit Körperkontakt. Nachts unterm Kopfkissen verstärkt er die Traumtätigkeit. Für das Einlegen ins Trinkwasser ist er nicht geeignet.
Mookait	· Er bringt einerseits tiefe innere Ruhe und macht andererseits abenteuerlustig. · Mookait stabilisiert das Immunsystem und regt die Blutreinigung in Leber und Milz an. · Er ist ein guter Wundheilstein.	Tragen Sie Mookait über längere Zeit am Körper, seine Wirkung steigt dann beständig an.
Opal, Chrysopal	· Chrysopal wirkt wie alle Opale stimmungsaufhellend. · Er regt die Regenerationskraft der Leber an, wirkt entgiftend und befreit von Beklemmungen im Herz- und Brustbereich.	Tragen Sie diesen Stein als Anhänger, Kette oder als Handschmeichler. Er ist auch zur Bereitung eines Heilwassers geeignet, wird jedoch nur in kleinen Mengen (Likörglas) eingenommen.
Ozeanjaspis Ozeanachat	· Ein wahrer Schatz für alle Regenerationsprozesse. · Er wirkt entgiftend, verdauungsfördernd, leberanregend und stärkt das Immunsystem. · Hilft bei Zysten und Tumoren.	Tragen Sie diesen Stein möglichst mit Körperkontakt oder als Anhänger. Sie können auch Ihr Trinkwasser mit Ozeanachat anreichern.

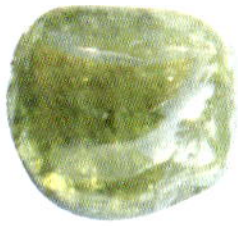

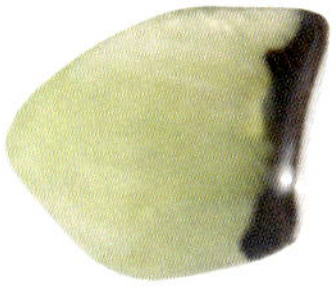

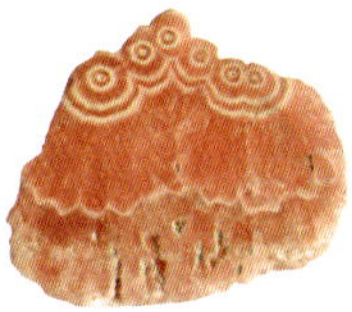

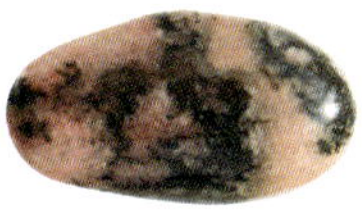

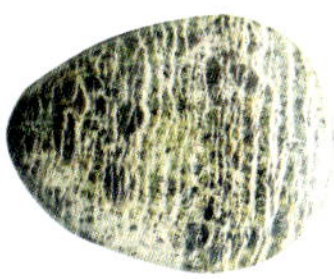

Name	Eigenschaften	Anwendungshinweise
Peridot	· Er hilft, sich von Schuldgefühlen, Wut und Ärger zu befreien. · Wirkt stark entgiftend, regt Leber und Galle an. · Ein klassischer Stein zur Aktivierung des Stoffwechsels.	Kleben Sie diesen Stein am besten direkt über der Leber auf die Haut.
Prehnit	· Er hilft, Verdrängungsmechanismen zu durchschauen und Schritte zur Veränderung zu gehen. · Prehnit regt den Fettstoffwechsel an und beschleunigt die Ausleitung von im Fett eingelagerten Giftstoffen. · Sämtliche Erneuerungsprozesse im Körper werden stimuliert.	Auf jeden Fall mit Hautkontakt tragen.
Rhodochrosit	· Vermittelt eine positive Lebenseinstellung und wirkt stark stimmungsaufhellend. · Kreislauf, Blutdruck, Nieren und Keimdrüsen werden angeregt. · Er macht die Blutgefäße elastisch und ist der Stein der Wahl bei Migräne.	Tragen Sie den Stein tagsüber bei sich. Er macht sehr wach! Bei Migräne legen Sie den Stein etwa 30 Minuten in die Vertiefung am Hinterkopf, die Medulla Oblongata, hier wirkt er schnell und zuverlässig.
Rhodonit	· Fördert die Selbstliebe und das Verzeihen. · Der klassische Wundheilstein für seelische und körperliche Verletzungen. · Er wirkt stark regenerierend. · Rhodonit stärkt Herz und Kreislauf und fördert die Fruchtbarkeit.	Tragen Sie Rhodonit im Herzbereich oder legen Sie ihn bei äußerlichen Verletzungen auf die gut gereinigte Wunde. Kleinere Schnittwunden heilen innerhalb weniger Minuten. Rhodonit eignet sich auch sehr gut als Heilmittel im Trinkwasser.
Serpentin	· Wirkt ausgleichend und bringt inneren Frieden. · Er regt den Magnesiumstoffwechsel an, gleicht Übersäuerung aus und wirkt krampflösend. · Serpentin hilft bei Herzrhythmusstörungen, Nieren- und Magenbeschwerden.	Tragen Sie Serpentin am besten mit Hautkontakt.

Name	Eigenschaften	Anwendungshinweise
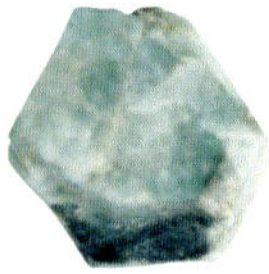 **Smaragd**	· Er macht wach, geistig klar, fördert die Genussfähigkeit und die Lebensfreude. · Ein starker Heilstein bei Entzündungen, stärkt Herz und Leber, fördert die Entgiftung. · Smaragd stärkt das Immunsystem, lindert rheumatische Erkrankungen und Augenerkrankungen.	Smaragd kann am Körper getragen oder aufgelegt werden. Eine Zubereitung von Smaragdwasser empfiehlt sich ebenfalls. Die Dosis langsam steigern!
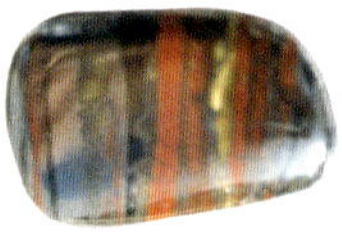 **Tigereisen**	· Bringt Durchhaltevermögen und Entschlusskraft, er hilft Anfangsschwierigkeiten zu überwinden. · Er steigert die Vitalität, beschleunigt die Bildung der roten Blutkörperchen und behebt jeglichen Energiemangel.	Wann immer Sie Kraft brauchen, nehmen Sie Tigereisen in die Hand oder trinken Sie entsprechendes Wasser. Auch ein Vollbad mit Tigereisen und Bergkristall kann schnell zu mehr Vitalität führen.
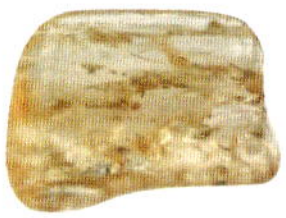 **Topas**	· Fördert die Selbstverwirklichung und die Gestaltung des Lebens nach den eigenen Wünschen. · Er stärkt die Nerven und fördert den Energiefluss in den Meridianen. · Der Stoffwechsel und die Verbrennungsvorgänge im Körper werden angeregt, die Verdauung wird verbessert.	Tragen Sie Topas direkt am Körper oder betrachten Sie ihn meditativ zur Stärkung von Geist und Seele.
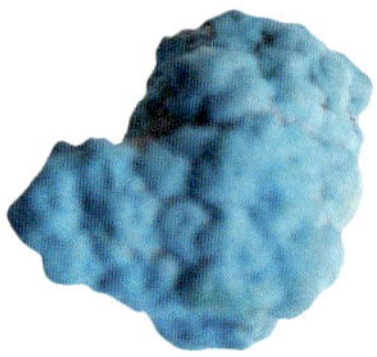 **Türkis**	· Gleicht Stimmungsschwankungen aus und macht selbstbewusst. · Ein typischer Stein bei Übersäuerung und deren Krankheiten. Lindert Rheuma, Gicht, Magenbeschwerden und Viruserkrankungen. · Er wirkt krampflösend, schmerzlindernd, entzündungshemmend und fördert die Regeneration.	Tragen Sie Türkis als Kette oder Anhänger bei sich. Für die Bereitung als Trinkwasser ist er nicht geeignet.
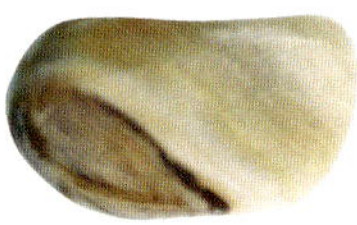 **Versteinertes Holz**	· Bringt Realitätsbewusstsein und macht erdverbunden. · Er stabilisiert die Gesundheit und regt den Stoffwechsel an. · Besonders hilfreich bei Übergewicht durch mangelnde Erdung.	Tragen Sie diesen Stein nach Belieben oder nehmen Sie ihn als Meditationshilfe.

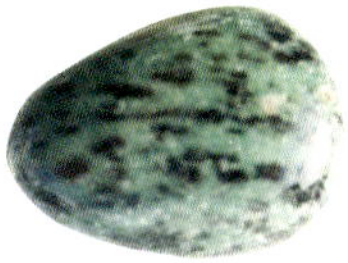

Name	Eigenschaften	Anwendungshinweise
Zoisit mit Rubin	· Fördert eine konstruktive Lebenseinstellung, macht kreativ und schöpferisch. · Ein guter Entgiftungsstein für das Gewebe, er neutralisiert Übersäuerung und fördert die Regeneration. Das Immunsystem wird gestärkt und Entzündungen klingen ab.	Zoisit entfaltet seine Wirkung relativ langsam, daher empfiehlt es sich, ihn längere Zeit zu tragen.

Die Reinigung und Entladung der Steine erfolgt unter fließend klarem Wasser.
Die eventuell vom Stein aufgenommenen Informationen können »gelöscht« werden, wenn Sie den entsprechenden Stein einige Stunden auf ein Amethyst-Drusenstück oder in eine Amethyst-Druse legen.

Bei der Auswahl des gerade passenden Heilsteines gehen Sie am besten intuitiv vor. Achten Sie darauf, welcher Stein Sie beim Lesen oder Betrachten berührt – das ist dann mit Sicherheit der passende Stein. Tragen Sie ihn so lange, bis Sie das Gefühl haben, dass eine Veränderung eingetreten ist.
Tragen Sie möglichst nur einen Stein, dann kann dieser seine Wirkung oft besser entfalten, als wenn sich mehrere Steine mit ihren Informationen überlagern. Das ist so ähnlich wie beim Radiohören: Einen Sender können Sie deutlich hören, wenn ein zweiter dazu kommt, wird die Botschaft undeutlich.
Bergkristall oder Diamant verstärken die Wirkung und können daher gemeinsam mit einem anderen Stein angewendet werden.

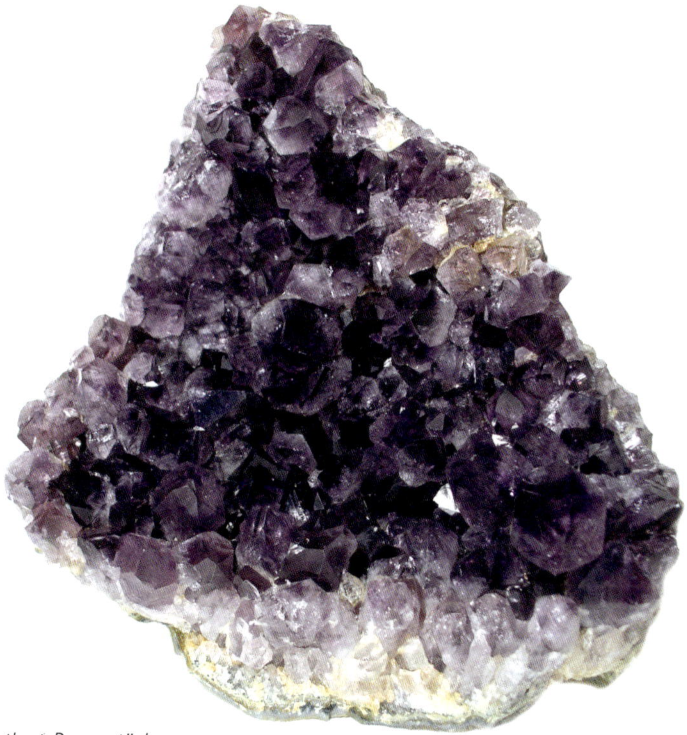

Amethyst-Drusenstück

Welche biochemischen Mittel nach Dr. Schüßler können mich bei der Stoffwechselregulierung unterstützen?

Lassen Sie mich zunächst darauf eingehen, was biochemische Mittel überhaupt sind.
Die Biochemie befasst sich mit der chemischen Zusammensetzung und Struktur des Lebens. Stoffwechselvorgänge sind ein Hauptmerkmal aller Lebewesen, und ihr Verlauf beeinflusst den gesundheitlichen Zustand erheblich.
Bereits Hippokrates, der große Heiler der Antike, befasste sich eingehend mit den biochemischen Prozessen im menschlichen Stoffwechsel. Aber auch so berühmte Ärzte, wie Paracelsius und nicht zuletzt der Vater der modernen und nach ihm benannten Biochemischen Heilmethode, Dr. Schüßler.
Bereits vor ca. 150 Jahren veröffentlichte Dr. Schüßler die von ihm begründete Therapieform mit den 12 »vitalen Mineralstoffen«.
Diese Mineralstoffe sind homöopathisch aufbereitet und werden in Tablettenform dargereicht. Seit kurzem gibt es auch Tropfen in Form einer alkoholischen Lösung.

Mit der folgenden Tabelle erhalten Sie eine Übersicht über die 12 Hauptmittel der Biochemie nach Dr. Schüßler:

Nr.	Name/Potenzierung	Funktion	Anwendungsbereich
1	**Calcium fluoratum D 12** *Das »Straffungsmittel«*	Salz für Bänder, Knochen, Haut und Zähne. Erhöht die Elastizität des Bindegewebes.	Hauptmittel für das Binde- und Stützgewebe. Hat sich bewährt bei: · schlaffer Bauchdecke · Krampfadern · Besenreisern · Karies · lockeren Zähnen · weichem Zahnschmelz · Schwielen · Hautrissen
2	**Calcium phosphoricum D 6** *Das »Kräftigungs- und Rekonvaleszensmittel«*	Salz für Blut und Knochen. Funktionsmittel der Zellmembranen. Aufbauendes Stoffwechsel-Mittel.	Fördert Blut- und Knochenbildung. Hat sich bewährt bei: · Knochenbrüchen · Osteoporose · Muskelschwäche · Kribbeln in Armen und Beinen · Nasenbluten · Erschöpfungszuständen · Wundheilung

Nr.	Name/Potenzierung	Funktion	Anwendungsbereich
3	**Ferrum phosphoricum D 12** *Das »Notfallmittel«*	Salz für Immunsystem, Muskeln und Eisenstoffwechsel. Entzündungsmittel für das 1. Stadium.	Akutmittel bei Infekten und Überanstrengung. Hat sich bewährt bei: · beginnender Erkältung · Kinderkrankheiten · Blutarmut (Anämie) · Blutungen · Verstauchungen · Quetschungen
4	**Kalium chloratum D 6** *Das »Entgiftungsmittel«*	Salz für Schleimhäute und Ausleitung. Entzündungsmittel für das 2. Stadium.	Entgiftung chemischer Substanzen. Hat sich bewährt bei: · fiebrigen Ohren-, Hals- und Augenerkrankungen · Lungen- und Rippenfellentzündung · Drüsenschwellungen · Schleimhautentzündungen
5	**Kalium phosphoricum D6** *Das »Nervenmittel«*	Salz für Nerven und Psyche. Wirkt stabilisierend auf Nerven- und Muskelzellen.	Fördert die Zellneubildung und ist ein Energiegeber mit Sofortwirkung. Hat sich bewährt bei: · Schlaflosigkeit · Depression · Erschöpfungszuständen · Übererregbarkeit · Fieber über 38,5 °C · diffusem Hungergefühl direkt nach dem Essen
6	**Kalium sulfuricum D 6** *Der »Generalreiniger«*	Salz für Zellstoffwechsel und Entgiftung. Entzündungsmittel für das 3. Stadium.	Entschlackung und Aufbau der Zellen bei chronischen Entzündungen. Hat sich bewährt bei: · Hauterkrankungen · Leberbeschwerden · Nierenentzündungen · Asthma · Bronchitis · Nebenhöhlenentzündungen

Nr.	Name/Potenzierung	Funktion	Anwendungsbereich
7	**Magnesium phosphoricum D 6** *Das »Schmerzmittel«*	Salz für Nerven und Muskeln. Es wirkt krampflösend, erfrischend und anregend.	Basenbildendes Krampf- und Schmerzmittel. Es hat sich bewährt bei: · Migräne · Asthma · Wadenkrämpfen · Koliken · Herzenge · nervösen Verdauungsstörungen · vegetativer Erregbarkeit · Heißhunger auf Schokolade
8	**Natrium chloratum D 6** *Das »Stoffwechselmittel«*	Salz für Flüssigkeits- und Wärmehaushalt. Reguliert den Flüssigkeitstransport.	Regt die Entwässerung und Ausscheidung von Giftstoffen an. Es hat sich bewährt bei: · Migräne · Verstopfung · Anämie · Hypertonie · trockener Haut und Schleimhäuten · Sodbrennen · Kälteempfindlichkeit · Heißhunger auf Salziges
9	**Natrium phosphoricum D 6** *Das »Neutralisationsmittel«*	Salz für Säure-Basenhaushalt und Stoffwechsel. Neutralisiert überschüssige Säuren.	Regt den Stoffwechsel an und fördert die Ausscheidung. Hat sich bewährt bei: · Fettstoffwechselstörungen · Gicht · Steinbildung · Adipositas · Sodbrennen · Gelenkbeschwerden · Akne · sauren Magen- und Darmstörungen · saurem Körpergeruch · Heißhunger auf Süßes und nach Mehlspeisen

Nr.	Name/Potenzierung	Funktion	Anwendungsbereich
10	**Natrium sulfuricum D 6** *Das »Ausscheidungsmittel«*	Salz zur Ausscheidung von Wasser und Schlacken. Regt den Stoffwechsel an.	Funktionelle Leber- und Gallestörungen. Hat sich bewährt bei: · Verstopfung · Durchfall · Verdauungsstörungen · Adipositas · Gelenk- und Hauterkrankungen · Blasen- und Nierenbeschwerden · Rheuma · Cellulitis · Ödemen · Gicht
11	**Silicea D 12** *Das »Schönheitsmittel«*	Salz für Bindegewebe, Haut, Haare und Nerven. Wirkt beim Aufbau der Gewebestrukturen.	Baut Bindegewebe, Haare und Nägel auf. Es hat sich bewährt bei: · Hautjucken · Haarausfall · Arteriosklerose · Furunkeln · Fisteln · Abwehrschwäche · Organsenkungen
12	**Calcium sulfuricum D 6** *Der »Blockadebrecher«*	Salz für Lymphe und Immunsystem. Fördert die Reinigung und Regeneration des Organismus.	Wirkt auf Drüsen, Haut und Schleimhäute. Fördert die Hormon- und Enzymbildung. Es hat sich bewährt bei: · Haut- und Schleimhauteiterung · Abszessen · Blasen- und Nierenentzündung · chronischem Schnupfen · Bindehautentzündung · rheumatischen Erkrankungen

Wählen Sie ein Mittel entsprechend Ihrer Befindlichkeitsstörung aus.
Sollten Sie sich von mehreren Mitteln angesprochen fühlen, so nehmen Sie diese bitte zeitlich versetzt ein (im Abstand von ca. 30 Minuten).

Günstig ist die Einnahme des Mittels etwa ½ Stunde vor einer Mahlzeit. Lassen Sie die Milchzuckertablette unter der Zunge zergehen.
Bei Milchzuckerunverträglichkeit kann auf Tropfenform zurückgegriffen werden. Diese werden in Wasser eingenommen.

Die Schüßlersalze regen Ihre Selbstheilungskräfte an und sind eine wertvolle Unterstützung während der Stoffwechselregulierung. Sie ersetzen jedoch nicht den Arzt, wenn es sich um akute oder gar lebensbedrohliche Krankheitsverläufe handelt.

Welche Bachblüten können meine Seele unterstützen?

Die Bachblütentherapie nimmt in meiner Naturheilpraxis einen wichtigen Stellenwert ein. Mit Hilfe der Bachblüten kann der Kontakt mit der eigenen Seele wieder hergestellt bzw. wieder stärker wahrgenommen werden.
Auf sanfte Weise werden wir eingestimmt, der Sprache unserer Seele zu lauschen und so Lösungen für unsere ganz alltäglichen Herausforderungen bis hin zur Heilung von Krankheiten zu erfahren.

Gerade während der Stoffwechselregulierung können immer wieder solche Herausforderungen auftreten, besonders, wenn das alte Lebensmuster sich sehr drastisch von dem neu zu erlernenden Ernährungsmuster unterscheidet.

Bachblütenessenzen können in jeder Apotheke bestellt werden.
Verschiedene Blütenessenzen können gemischt werden, aber auch hier gilt: Weniger ist mehr!
Die Blütenessenzen sind in Alkohol konserviert und werden in Tropfenform in Wasser gegeben und getrunken. Bewährt hat sich die Einnahme von 4 x 4 Tropfen täglich, aber auch bei Bedarf.

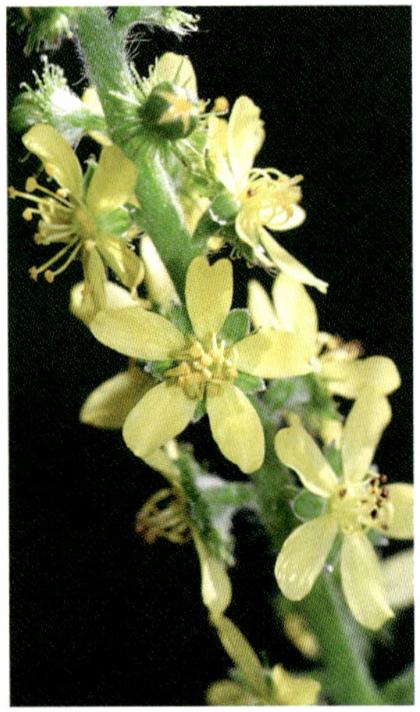

Agrimony

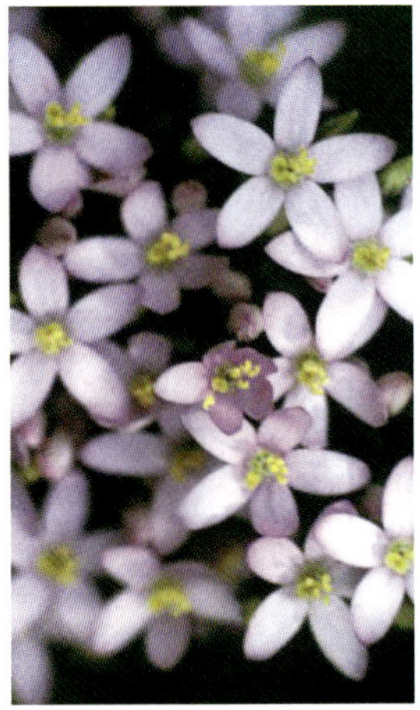

Centaury

In folgender Tabelle finden Sie eine Übersicht zu der von dem englischen Arzt Dr. Edward Bach bereits vor ca. 80 Jahren entwickelten bahnbrechenden Therapieform:

Blütenname englisch / deutsch	Thema	Bedeutung während der Stoffwechselregulierung
Agrimony *Odermennig*	Konfliktbereitschaft	Hilft, sich so anzunehmen und zu zeigen, wie man ist. Bringt Ruhe, Ausgeglichenheit und Freude.
Aspen *Espe*	Sensitivität und Schutz	Gerade in Reinigungsprozessen, wenn die »alte Haut« abgelegt wird, benötigen manche von uns besonderen Schutz.
Beech *Buche*	Toleranz und Verständnis	Hilft, sich und andere so anzunehmen, wie wir sind. Schwächen werden besser toleriert.
Centaury *Tausendgüldenkraut*	Selbstbestimmung Selbstverwirklichung	Hilft, sich selbst als den wichtigsten Menschen im eigenen Leben zu sehen und gut für sich zu sorgen.
Cerato *Bleiwurz*	Selbstvertrauen	Unterstützt das Vertrauen in die eigene innere Stimme und für das einzustehen, was man gerade tut.
Cherry Plum *Kirsch-Pflaume*	Seelische Offenheit und Ausgeglichenheit	Bringt Gefühle, Wünsche und Bedürfnisse ans Licht. Hilft, spontan und gelassen mit spannungsreichen Situationen umzugehen.
Chestnut Bud *Rosskastanien-Knospe*	Lernfähigkeit und Lernbereitschaft	Gibt Unterstützung beim Erlernen des neuen Lebensmusters. Fehler werden akzeptiert und als *Ent-wicklungs-*Hilfe genutzt.
Chicory *Wegwarte*	Offenherzigkeit	Fördert die zwischenmenschlichen Beziehungen. Geben und Nehmen kommen ins Gleichgewicht.
Clematis *Waldrebe*	Realitätsbezogenheit	Sorgt dafür, dass Träume in die Realität umgesetzt werden. Erleichtert das Umsetzen der neuen Ernährungsgewohnheiten im Alltag.
Crab Apple *Holzapfel*	Reinigung Innere Ordnung	Ist gerade in der Vorbereitungsphase und zu Beginn der strengen Umstellungsphase eine wertvolle Begleitung.
Elm *Ulme*	Kraft in Momenten der Schwäche	Hilft, wenn Gelüste aufkommen, die momentan nicht in den Ernährungsplan passen. Motiviert zum Durchhalten.
Gentian *Herbstenzian*	Gottvertrauen	Verhilft zu einer optimistischen Lebenseinstellung. Hilft, aus jeder Situation das Beste zu machen.
Gorse *Stechginster*	Hoffnung auf Besserung	Gibt Kraft, das eigene Schicksal anzunehmen und die Hoffnung auf Verbesserung der Lebensumstände.
Heather *Heidekraut*	Einfühlungsvermögen Geborgenheit in sich selbst	Stärkt zwischenmenschliche Beziehungen. Hilft, sich in andere besser einzufühlen und sie wahrzunehmen.
Holly *Stechpalme*	Liebe	Hilft, sich mit sich selbst und der Welt auszusöhnen. Bringt die Liebe zum Fließen und öffnet das Herz.

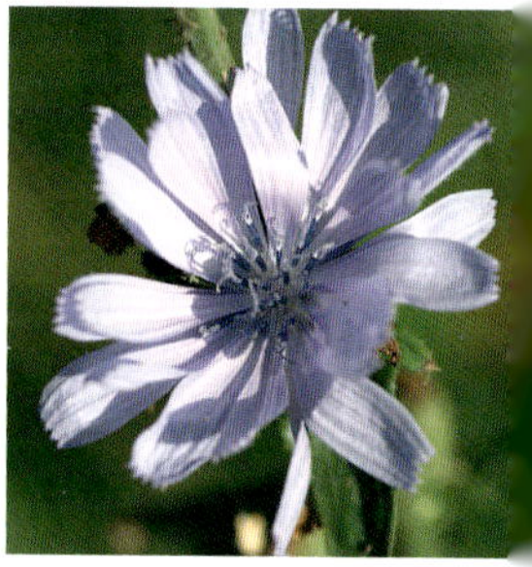

Chicory

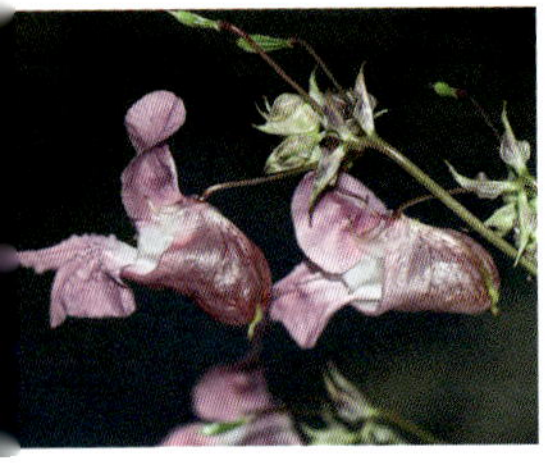

Impatiens

Blütenname englisch/deutsch	**Thema**	**Bedeutung während der Stoffwechselregulierung**
Honeysuckle *Geißblatt*	Gegenwartsinteresse	Bringt Offenheit für neue Erfahrungen. Besonders hilfreich für Menschen, die sich nur schwer aus ihren alten Mustern lösen können.
Hornbeam *Hainbuche*	Geistige Frische und Tatkraft	Bringt frischen Wind in den Alltag. Hilft, die Ernährung mühelos und mit Freude umzustellen.
Impatiens *Springkraut*	Geduld und Mitgefühl	Hilft, mit seinen Mitmenschen geduldig zu sein. Vor allem, wenn die eigene Begeisterung so groß ist, dass man am liebsten alle dazu bringen möchte, mitzumachen.
Larch *Lärche*	Selbstwertgefühl	Verhilft dazu, mutig das geplante Vorhaben in die Tat umzusetzen. Stärkt das Vertrauen in die eigenen Fähigkeiten.
Mimulus *Gauklerblume*	Tapferkeit und Vertrauen	Stärkt das Gefühl, ein freies geistiges Wesen zu sein und über seine Ängste hinauszuwachsen. Bringt Gelassenheit und Lebensfreude.
Mustard *Ackersenf*	Frohsinn und Heiterkeit	Hilft, Rückfälle in alte Lebensgewohnheiten zu akzeptieren und ermuntert zum Weitermachen auf dem neuen Kurs.
Oak *Eiche*	Ausdauer und Standfestigkeit	Hilft, spielerisch mit dem Leben umzugehen und Schwächen zuzulassen. Die eigene innere Stärke entwickelt sich.
Olive *Olive*	Lebenskraft	Besonders hilfreich bei seelischer und körperlicher Erschöpfung. Ermöglicht einen vermehrten Zufluss an Lebensenergie.
Pine *Kiefer*	Innere Befreiung Selbstliebe	Hilft, sich so anzunehmen und zu lieben, wie man wirklich ist. Macht unabhängig von der Anerkennung anderer Menschen.
Red Chestnut *Rote Kastanie*	Positives Denken und Gelassenheit	Empfehlenswert für alle, die andere Menschen für wichtiger halten als sich selbst und sich übermäßig Sorgen machen.
Rescue *Notfalltropfen*	Hilfe in der Not	Eine Mischung verschiedener Essenzen für seelische oder körperliche Notfälle. Bringt Ruhe und Vertrauen.
Rock Rose *Sonnenröschen*	Mut und geistige Kraft	Hilft, in Krisensituationen Ruhe zu bewahren und setzt ungeahnte innere Kräfte frei. Fördert Klarheit in Gedanken und Gefühlen.

Blütenname englisch / deutsch	**Thema**	**Bedeutung während der Stoffwechselregulierung**
Rock Water *Wasser aus heilkräftigen Quellen*	Flexibilität	Hilft, sich flexibel auf die neuen Lebensgewohnheiten einzustellen und diese mit Leichtigkeit in das eigene Leben zu integrieren.
Scleranthus *Einjähriger Knäuel*	Entschlusskraft	Für alle, die sich nicht entscheiden können, ein wahrer Segen. Hilft, die richtigen Entscheidungen zu treffen.
Star of Bethlehem *Doldiger Milchstern*	Heilung	Energieblockaden werden gelöst, die Selbstheilungskräfte mobilisiert und die Belastungsfähigkeit gestärkt.
Sweet Chestnut *Edelkastanie*	Durch Dunkelheit zum Licht	Hilft, die Not zu wenden und schmerzliche Lebensphasen besser zu durchstehen.
Vervain *Eisenkraut*	Idealismus und Selbstdisziplin	Bringt Unterstützung, andere Menschen von den eigenen Idealen zu begeistern, ohne diese zu überfordern.
Vine *Weinrebe*	Natürliche Autorität	Die eigenen Führungsqualitäten werden gefördert, indem die anderen so sein dürfen, wie sie sind.
Walnut *Walnuss*	Wandlung und Neubeginn	Eine ideale Begleitung gerade in der Anfangsphase der Ernährungsumstellung. Schützt vor äußeren Einflüssen.
Water Violet *Sumpfwasserfeder*	Demut und Dienen	Fördert den liebevollen und offenen Austausch mit den Mitmenschen. Hilfreich bei Einsamkeitsgefühlen.
White Chestnut *Weiße Kastanie*	Konzentrierte Gedankenkraft	Hilfreich bei Gedankenkreisen. Fördert einen klaren Kopf und bringt konstruktive Lösungen zum Vorschein.
Wild Oat *Waldtrespe*	Selbstfindung und Selbstverwirklichung	Hilft, zu seinem eigenen Tun von ganzem Herzen *Ja* zu sagen. Der eigene Lebensweg und die Lebensaufgabe werden sichtbar.
Wild Rose *Heckenrose*	Lebensfreude	Gibt die nötige Antriebskraft, um sich mit neuer Motivation Ziele zu setzen und diese kreativ und aktiv zu verwirklichen.
Willow *Weide*	Selbstverantwortung Meister seines Schicksals	Gibt die Kraft, sein eigenes Glück zu schmieden und die volle Verantwortung dafür zu übernehmen.

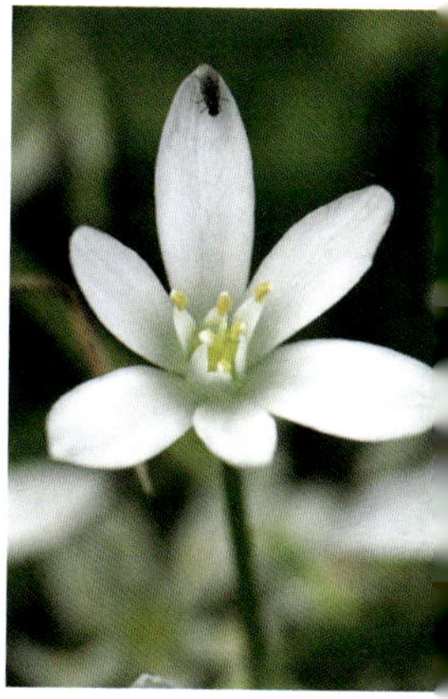

Star of Bethlehem

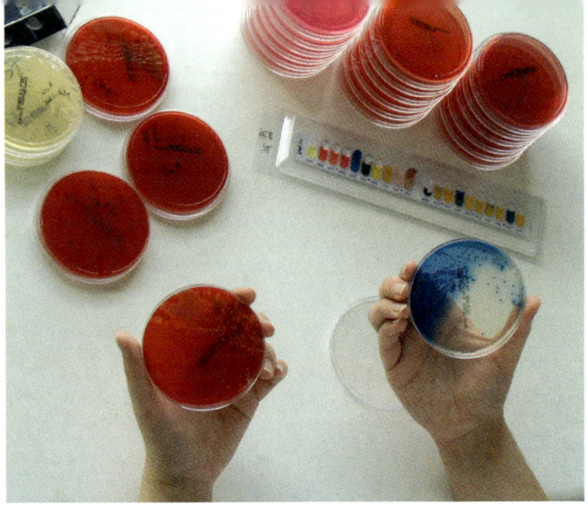

Was bedeuten die verschiedenen Blutwerte?

Der Metabolic Balance®-Ernährungsplan wird auf der Grundlage der persönlichen Ausgangssituation des betreffenden Menschen erstellt. Dazu werden 36 verschiedene Blutwerte untersucht und ausgewertet.

In nachfolgender Tabelle finden Sie eine Übersicht über diese Blutwerte und erfahren, was sich dahinter verbirgt:

Laborwert	Normbereich	Bedeutung
Amylase	bis 195 U/l	Spaltet Stärke, kommt im Mund und in der Bauchspeicheldrüse vor.
Alkalische Phosphatase (AP)	40 – 190 U/l	Enzym für Reaktionen mit organischen Phosphaten. Besonders wichtig für Knochen, Leber, Galle sowie die Dünndarmschleimhaut.
Bilirubin	bis 1,0 mg/dl bis 18,8 µmol/l	Entsteht beim Abbau von Hämoglobin in der Leber und wird über die Galle ausgeschieden.
Calcium	2.10 – 2.60 mmol/l 8,4 –10,4 mg/dl	Wichtiges Mengenelement für Zahn- und Knochenaufbau. Schlüsselstellung bei der neuromuskulären Erregungsübertragung.
Cholesterin **Cholesterol**	bis 200 mg/dl bis 6,2 mmol/l	Essenzieller Bestandteil für die körpereigene Produktion von Hormonen und Gallensäuren, Vitamin D sowie den Aufbau der Zellhüllen.
HDL-Cholesterol	über 40 mg/dl über 1,45 mmol/l	Gilt als das »gute« Cholesterin. Je mehr davon im Blut schwimmt, umso geringer ist das Risiko für Herz-Kreislauferkrankungen.
LDL-Cholesterol	bis 150 mg/dl bis 4,2 mmol/l	Gilt als das »schlechte« Cholesterin. Erhöhte Werte steigern das Risiko für Herz- Kreislauferkrankungen.
LDL/HDL Quotient	kleiner 4	Gibt das Verhältnis der Cholesterinarten an. Daraus lässt sich ebenfalls die Risikobereitschaft für Herz-Kreislauf-Erkrankungen ableiten.
Cholinesterase	5,16 – 9,45 kU/l	Wichtiges Enzym für den Fettstoffwechsel.
Creatinkinase (CK) **Kreatinphosphokinase**	10 – 80 U/l	Wichtiges Enzym im Muskelstoffwechsel.

Laborwert	Normbereich	Bedeutung
Eisen	49–151 µg/dl 7–29 µmol/l	Wichtiger sauerstoffbindender Bestandteil im Hämoglobin im Erythrozyten.
Glukose im Serum	60–115 mg/dl 3,1–5,6 mmol/l	Gibt die Höhe des Blutzuckerspiegels an. Wichtig für die Beurteilung des Zuckerstoffwechsels.
gamma-GT	bis 35 U/l	Wichtiges Enzym im Eiweißstoffwechsel. Anzeiger für die Leberfunktion.
GOT (ASAT)	bis 15 U/l	Wichtiges Enzym im Kohlenhydrat- und Eiweißstoffwechsel. Anzeiger für die Leberfunktion.
GPT (ALAT)	bis 16 U/l	Wichtiges lebertypisches Enzym im Eiweißstoffwechsel.
Gesamteiweiß	65–85 g/l 6,5–8,5 g/dl	Gibt den Mengenanteil sämtlicher Eiweißarten (über 100) im Blut an.
Harnsäure	bis 5,7 mg/dl bis 363 µmol/l	Endprodukt des Purinstoffwechsels. Gibt Hinweise auf mögliche Gichterkrankung.
Harnstoff	bis 50 mg/dl 2–8 mmol/l	Endprodukt des Eiweißstoffwechsels. Wird in der Leber gebildet. Anzeiger für die Nierenfunktion. Wird über die Nieren ausgeschieden.
Kalium	3,80–5,50 mmol/l	Entscheidendes Mengenelement bei der Insulinaufnahme in die Zelle. Bedeutsam für Nervenzellen bezüglich deren Ruhe- und Aktionspotenzials.
Kreatinin	bis 0,9 mg/dl bis 80 µmol/l	Endprodukt des Muskelstoffwechsels. Anzeiger für die Nierenfunktion. Wird über die Nieren ausgeschieden.
LDH	bis 225 U/l	Wichtiges Enzym bei der Energiegewinnung durch Abbau von Glukose (Glykolyse).
Lipase	bis 190 U/l	Enzym für die Aufspaltung der Fette. Entsteht in der Bauchspeicheldrüse.
Natrium	136–152 mmol/l	Entscheidendes Kation für den osmotischen Druck im Extrazellulärraum. Steuert die Wasserausscheidung und damit den Blutdruck.
Triglyceride	bis 200 mg/dl bis 2,3 mmol/l	Eines der Hauptblutfette (Neutralfett). Gibt Hinweise auf Erkrankungen im Fettstoffwechsel und im Zuckerstoffwechsel.
TSH	0,15–3,20 µU/l	Schilddrüsenstimulierendes Hormon. Wird im Hypophysenvorderlappen ausgeschüttet.

Laborwert	Normbereich	Bedeutung
Erythrozyten	4,0 – 5,2 Tpt/l	Rote Blutkörperchen, sie transportieren Sauerstoff zu den Zellen.
Hämoglobin	12 – 16 g/dl	Sauerstoffbindendes und -transportierendes Protein in Erythrozyten.
Hämatokrit	36 – 47 %	Anteil der festen Bestandteile im Blut.
Leukozyten	4,0 – 10,0 Tsd/µl	Abwehrzellen gegen Viren, Pilze, Bakterien u. a. Eindringlinge.
Monozyten	2 – 10 %	Sie sind Teil der Leukozyten, werden auch Fresszellen genannt.
Lymphozyten	25 – 40 %	Sie sind Teil der Leukozyten und funktionieren als spezifische Abwehrzellen gegen Viren.
Neutrophile	40 – 80 %	Gehören ebenfalls zu den Leukozyten und damit zur körpereigenen Abwehr gegen Bakterien.
Eosinophile	2 – 4 %	Untergruppe der Leukozyten, dienen der Parasitenbekämpfung, bei chronischen Infektionen und Autoimmunerkrankungen (Allergien).
MCH	26 – 33 pg	Gibt Auskunft über die Menge des Hämoglobins im Erythrozyten.
MCV	80 – 96 fl	Gibt Auskunft über die Größe der Erythrozyten.
Thrombozyten	100 – 425 Tsd/µl	Blutplättchen, sie leiten die Blutgerinnung im endogenen Gerinnungssystem ein.

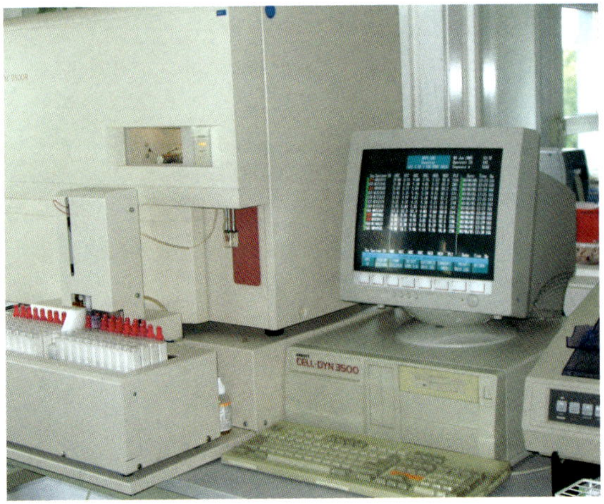

Wenn bei Ihnen aufgrund der Laborergebnisse größere Abweichungen von den Normwerten festgestellt werden, suchen Sie bitte einen Arzt auf und lassen die Ursachen abklären.

Bei Bedarf können Sie etwa 3 Monate nach dem Start in die neue Ernährungs- und Lebensweise anhand der Blutwerte feststellen lassen, wie sich Ihr gesundheitlicher Zustand verändert hat.

Sollten Sie während der Stoffwechselregulierung ohnehin in ärztlicher Betreuung sein, sprechen Sie bitte mit Ihrem behandelnden Arzt mögliche Anpassungen der Medikamente ab.

Wie kann ich meine Haut während der Stoffwechselregulierung unterstützen?

Die Haut ist nicht nur unser größtes Organ, sondern außerdem auch Spiegel unserer Seele. Wir möchten uns in unserer Haut wohlfühlen. Deshalb bekommen die Haut und deren Pflege besondere Aufmerksamkeit.
Die Hautzellen unterliegen ständiger Erneuerung und besonders während der strengen Umstellungsphase häuten wir uns im wahrsten Sinne des Wortes.
Eine wohltuende Unterstützung für unsere Haut sind Bürstenmassagen. Sie sorgen dafür, dass die abgestorbenen Hautzellen schneller entfernt werden und fördern damit die Regeneration der Haut. Außerdem machen Bürstenmassagen richtig wach, deshalb nicht vor dem Schlafengehen anwenden.

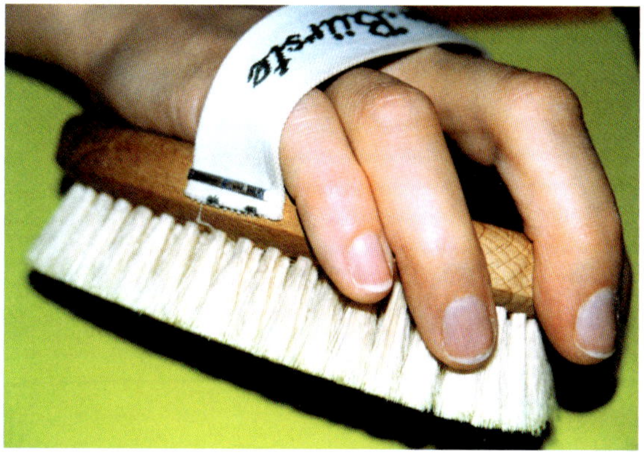

Beginnen Sie am rechten Fuß und bürsten Sie herzwärts, dann folgen das linke Bein, der rechte Arm, der linke Arm, das Gesäß und der Rücken und zum Schluss der Rumpf. Die Dauer der Bürstenmassage hängt ganz davon ab, was Sie als wohltuend empfinden. In der Regel sind 3-5 Minuten pro Tag ausreichend, um sichtbare Effekte zu erzielen. Die Haut wird straffer, Cellulitis verschwindet zunehmend und die Ausstrahlung verbessert sich. Massagebürsten aus Naturhaarborsten sind am besten dafür geeignet und können in jeder Drogerie erworben werden.
Außerdem können Sie Ihre Haut durch verschiedene Bäder unterstützen. Die Badetemperatur soll bei 37 °C liegen.

Hier einige Anregungen, wie Sie selbst Ihre Badezusätze herstellen können:

■ Natron-Bad

Geben Sie 2-3 Päckchen Natron in Ihr Badewasser. Baden Sie etwa 20 Minuten darin und sorgen Sie im Anschluss für eine Nachruhe von wenigstens einer halben Stunde. Natron dient der Haut vor allem in Hinsicht auf deren Entschlackung und Entgiftung. Ein Natronbad wirkt spürbar verjüngend und entspannend.

■ Lavendel-Sahne-Bad

Nehmen Sie 6 Tropfen naturreines Lavendelöl und verrühren Sie dieses mit ½ Becher süßer Sahne. Geben Sie die Lavendel-Sahne in Ihr Badewasser und baden Sie etwa 20 Minuten darin. Auch hiernach bitte nachruhen.
Das Lavendel-Sahne-Bad wirkt einerseits entspannend für die Seele und andererseits ausgleichend und vitalisierend. Durch die fetthaltige Sahne wird Ihre Haut samtweich und zart.

■ Kleopatra-Bad

Verrühren Sie 3-4 Esslöffel hochwertiges Olivenöl mit 1 Tasse Milch und geben Sie dieses Gemisch in Ihr Badewasser. Auch hier liegt die optimale Badezeit bei etwa 20 Minuten mit einer Nachruhe von wenigstens einer halben Stunde.
Nach diesem Bad fühlt sich Ihre Haut besonders weich und zart an, sie bekommt eine besonders schöne Ausstrahlung.

Die gelockerte Umstellungsphase

Herzlichen Glückwunsch!!!

Sie haben die strenge Umstellungsphase gemeistert und dürfen ab jetzt mit dem vorsichtigen Ausprobieren von Lebensmitteln beginnen, die nicht auf Ihrem persönlichen Ernährungsplan verzeichnet sind.

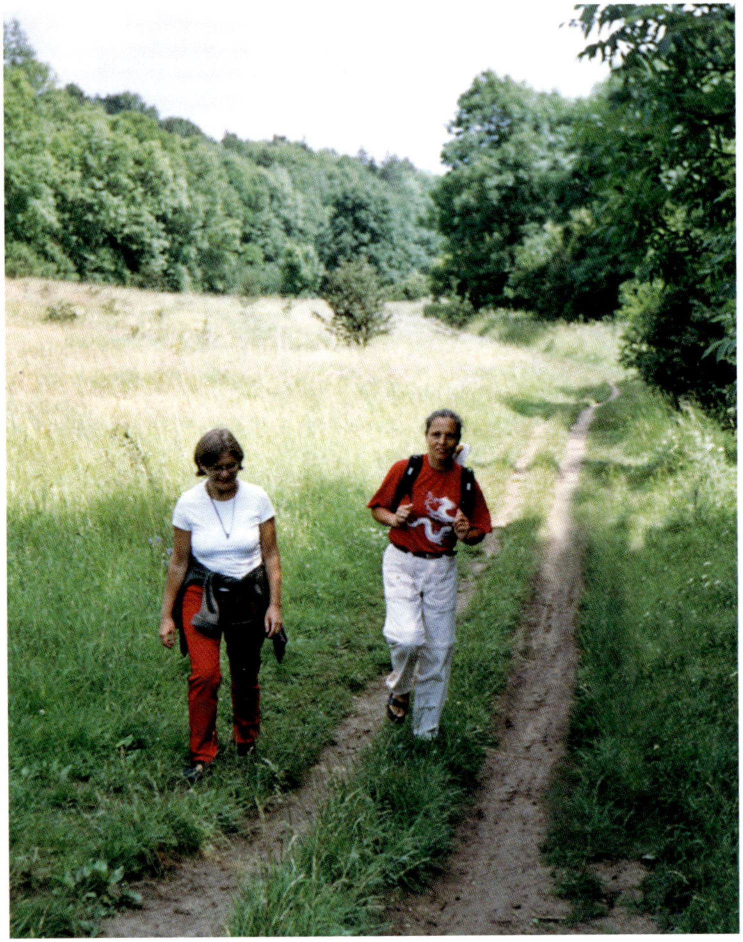

Sparen Sie nicht mit Lob für sich selbst, denn Sie haben einen sehr wichtigen Schritt für die Verbesserung Ihres Wohlbefindens und für Ihre Zukunft hinter sich.
Vergleichen Sie in aller Ruhe Ihren Zustand vor Beginn der Stoffwechselregulierung und jetzt. Nehmen Sie alle Veränderungen wahr. Hilfreich ist es, sich dazu Notizen zu machen. Dadurch wird die Anerkennung der vollbrachten Leistung noch stärker und prägt sich leichter in jede Zelle ein. Auf diese Weise unterstützen Sie Ihren Geist und Ihre Seele.

Bitte bedenken Sie, dass Ihr Organismus Zeit braucht, bis sich die neue Lebensweise wirklich stabilisiert hat. Jede Kurskorrektur braucht ihre Zeit; je nachdem, wie stark sich das Neue vom Alten unterscheidet.
Eine Folge der Stoffwechselregulierung ist, dass Sie nun die Sprache Ihres Körpers wieder deutlicher verstehen können. Achten Sie darauf, welche Auswirkungen der Verzehr von anderen als auf Ihrem persönlichen Ernährungsplan enthaltenen Nahrungsmitteln auf Ihr Wohlbefinden und auf Ihr Körpergewicht hat.

Auch hier ist es hilfreich, einige Regeln zu beachten und sich von den Erfahrungen der Menschen, die vor Ihnen mit Metabolic Balance® erfolgreich ihre Ernährungsgewohnheiten geändert haben, leiten zu lassen. Im Prinzip bleiben Sie bei dem gerade erlernten Grundgerüst:

■ Nehmen Sie täglich drei Mahlzeiten zu sich.

Während der strengen Umstellungsphase haben Sie gelernt, dass Ihr Körper mit drei Mahlzeiten täglich bestens auskommt. Der Stoffwechsel kann die Pausen nutzen, um alle Nahrungsbestandteile optimal auszunutzen. Lassen Sie keine Mahlzeit aus! Ihr Körper braucht regelmäßig »Kraftstoff«!

■ Achten Sie darauf, dass Sie zwischen den Mahlzeiten mindestens 5 Stunden nichts essen.

Vermeiden Sie möglichst Zwischenmahlzeiten. Sollten Sie doch einmal in die Verlegenheit kommen, zwischendurch zu essen, wählen Sie möglichst eiweißreiche Kost. Obst oder kohlenhydratreiche Nahrungsmittel, wie Kuchen oder Brötchen, sorgen für einen erhöhten Insulinbedarf. Die Folge können Heißhungerattacken sein.
Nehmen Sie für den Notfall immer Nüsse, Körner oder Käse mit. In einem kleinen Döschen verpackt, nimmt diese Notration nur wenig Platz ein und hält sich relativ lange frisch.

■ Trinken Sie mindestens 2 Liter Wasser über den Tag verteilt.

Auch das Wassertrinken ist Ihnen inzwischen zu einer guten Gewohnheit geworden.
Bedenken Sie, dass Ihr Stoffwechsel das Wasser dringend benötigt, um alle Zellen mit Nährstoffen zu versorgen, und alles andere, was nicht benötigt wird, auszuscheiden. Wassertrinken ist wie eine Dusche von innen und trägt wesentlich zu Ihrem Wohlbefinden bei.

■ Beginnen Sie jede Mahlzeit mit dem Eiweißanteil.

Wie gehabt, bleiben Sie dabei, jede Mahlzeit mit einem Happen Eiweiß zu beginnen. Auch wenn Sie Eis oder Kuchen essen möchten, gilt: Aber bitte mit Sahne!
Denken Sie an Ihre Notration Nüsse, falls keine Sahne zur Verfügung steht.
Bei Einladungen mit Büfett nehmen Sie sich erst etwas Käse, Fleisch oder Fisch, bevor Sie sich den anderen Leckereien widmen. Auch vor dem Genuss von Alkohol ist es sehr zu empfehlen, Eiweiß vorweg zu essen.

■ Legen Sie bei Mahlzeiten, die länger als eine Stunde dauern, Pausen ein.

Vor allem bei größeren Festgelagen oder mehrgängigen Menüs lassen sich die Mahlzeiten oft nicht auf eine Stunde begrenzen. Zum Wohle Ihres Körpers legen Sie am besten nach einer Stunde eine Pause von 15 Minuten ein und trinken während dieser Pause reichlich klares Wasser. Dann beginnen Sie wieder mit etwas Eiweiß und legen wieder nach einer Stunde eine Pause von 15 Minuten ein. Sie werden staunen, wie gut Sie solche Gelage verkraften werden. Allerdings macht auch hier die Dosis das Gift – je seltener Sie sich der Völlerei hingeben, umso besser! Aber wenn Sie schon dabei sind, gönnen Sie sich jeden Schluck und jeden Bissen mit gutem Gewissen!

■ Achten Sie darauf, dass die Glykämische Last[7] der Lebensmittel möglichst gering ist.

Im ersten Abschnitt dieses Buches konnten Sie sich mit den Stoffwechselvorgängen vertraut machen und wissen, welche Bedeutung dem Insulin und der damit verbundenen Auswirkungen auf den Blutzuckerspiegel beigemessen werden.
Wenn Sie ab und zu Nahrungsmittel mit hoher Glykämischer Last zu sich nehmen möchten, beispielsweise Nudel-, Reis- oder Kartoffelgerichte, dann kombinieren Sie diese mit Lebensmitteln mit niedriger Glykämischer Last, wie Salat oder Gemüse und Eiweiß. Dadurch verläuft der Anstieg des Blutzuckers sanfter und der Blutzuckerspiegel wird nicht so schnell wieder abgebaut. Sie bleiben länger satt und geraten nicht so rasch in den Zustand des Unterzuckers.

[7] *Eine entsprechende Liste finden Sie auf Seite 16.*

■ Stellen Sie Ihre Mahlzeiten so zusammen, dass immer ein Eiweißanteil enthalten ist.[8]

Eiweißhaltige Nahrungsmittel sind lebensnotwendig, um alle Stoffwechselvorgänge optimal zu gestalten. Unser Körper besteht zu großen Teilen aus Eiweißstrukturen. Denken Sie nur an die Muskeln, die Blutzellen, Haut, Haare, Nägel und sämtliche Zellen der inneren Organe. Eiweiß kann unser Körper nicht selbst herstellen und ist somit auf die Zufuhr von außen angewiesen. Die Ernährungswissenschaft empfiehlt den Verzehr von 0,8-1 g Eiweiß pro Kilogramm Körpergewicht. In Ihrem Metabolic Balance®-Ernährungsplan ist diese Empfehlung berücksichtigt.

■ Essen Sie pro Tag insgesamt 5 Hände voll Obst und Gemüse.

Diese Angabe soll Ihnen das Einschätzen von passenden Mengen an Obst und Gemüse erleichtern. Achten Sie weiterhin darauf, pro Tag einen Apfel zu essen, darin sind viele wertvolle Vitamine, Mineralstoffe und Ballaststoffe enthalten.

Bei der Auswahl der Obst- und Gemüsesorten lassen Sie sich am besten von Ihrem Appetit leiten. In der Regel sind die saisonalen und regionalen Angebote am preisgünstigsten und werden besser vertragen als so manche exotische Frucht, die schon eine lange Reise hinter sich hat. Ich persönlich empfehle außerdem, möglichst viel Obst und Gemüse aus kontrolliert biologischem Anbau zu verzehren.

■ Verwenden Sie hochwertiges Öl für die Zubereitung Ihrer Mahlzeiten.

In der gelockerten Umstellungsphase sollten Sie wieder hochwertige kaltgepresste Öle für die Zubereitung Ihrer Speisen verwenden. Empfehlenswert sind etwa 3 Esslöffel Olivenöl, Sesamöl, Rapsöl oder auch Walnussöl pro Tag. Wichtig ist ein ausgewogenes Verhältnis von Omega-3- und Omega-6-Fettsäuren. Diese sind lebensnotwendig und können von unserem Körper nicht selbst hergestellt werden. Achten Sie bei der Auswahl der Öle unbedingt auf sehr gute Qualität und Herkunft aus kontrolliertem Bio-Anbau. Ihr Körper wird es Ihnen danken.

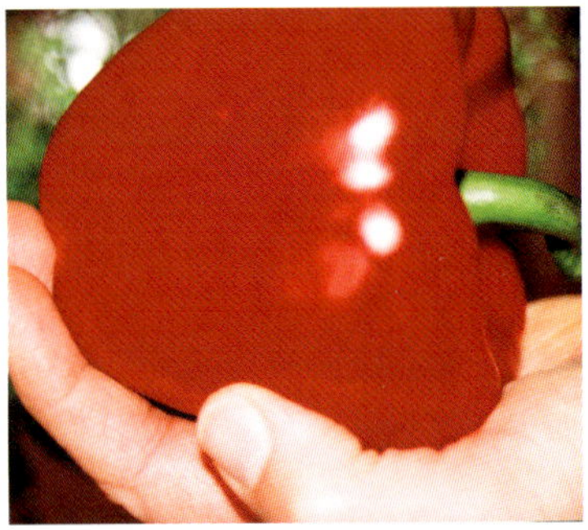

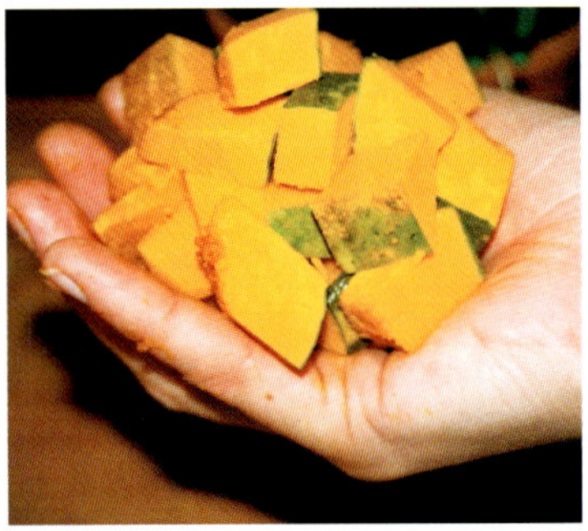

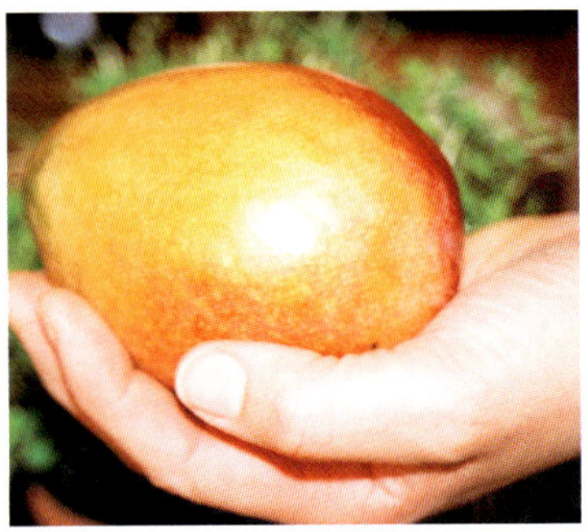

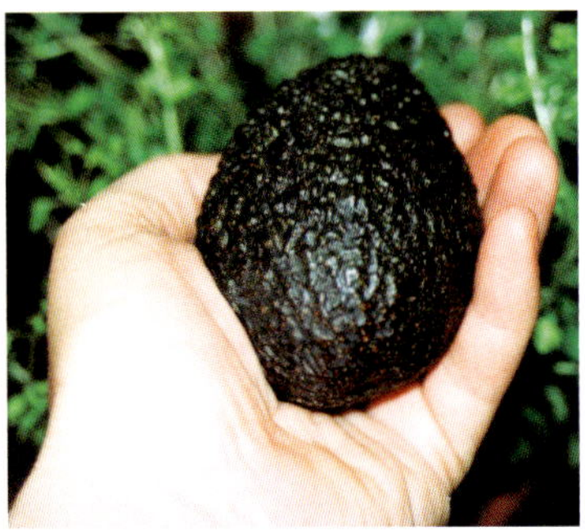

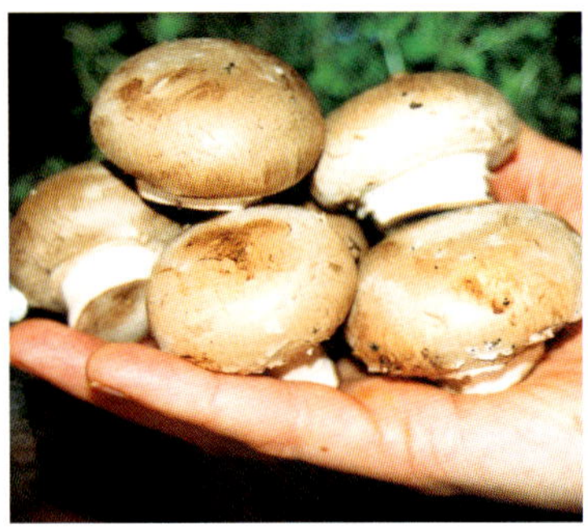

8 *Im zweiten Teil dieses Buches finden Sie leckere Rezeptideen.*

■ Verzehren Sie möglichst wenig Fertiggerichte.
Üblicherweise sind in Fertiggerichten Substanzen enthalten, die künstlich hergestellt werden und nicht zur optimalen Versorgung unseres Körpers geeignet sind. Dazu gehören neben Konservierungs- und Farbstoffen auch Geschmacksverstärker. Insbesondere die Geschmacksverstärker binden Wasser im Körper und schwemmen das Gewebe auf. Testen Sie am besten selbst Ihr Gewicht nach einem üppigen Ausflug in die Welt der Fertiggerichte und nehmen Sie wahr, was Ihr Körper dazu sagt.

■ Trinken Sie maßvoll Alkohol.
Trinken Sie Ihr Glas Wein am besten zum Essen, so kann Ihr Stoffwechsel am leichtesten mit dem Alkohol fertig werden. Bei anderen Gelegenheiten achten Sie bitte darauf, vor dem Alkoholverzehr etwas Eiweiß zu sich zu nehmen, das erleichtert der Leber den Abbau des Alkohols. Gut geeignet sind Nüsse, Käse oder Räucherfisch.
Beachten Sie außerdem, dass Alkohol einen hohen Brennwert hat und dadurch zu Gewichtszunahme führen kann.

■ Genießen Sie mit allen Sinnen.
Gestatten Sie sich immer mal wieder den Genuss von Naschereien. Wenn Sie Lust auf etwas Süßes haben, dann essen Sie die Schokolade, den Kuchen oder das Eis anstelle des Obstes im Anschluss an eine Mahlzeit als Nachtisch. Verzichten Sie an diesen Tagen möglichst auf Obst, um den Zuckerkonsum im Rahmen zu halten.
Lernen Sie Genuss ohne Reue! Verzehren Sie die Leckereien langsam und lassen Sie jeden Bissen im Munde zergehen. Achten Sie bei Schokolade auf einen Kakaoanteil von mindestens 70 %, weil diese nicht so viel Zucker enthält.

■ Gehen Sie den Bedürfnissen Ihrer Seele nach.
Lauschen Sie der Stimme Ihrer Seele, gehen Sie deren Wünschen und Bedürfnissen nach. Oft genügt es schon, sich Zeit für sich selbst zu nehmen und ohne Ablenkung nach innen zu hören. Was wollten Sie schon immer gerne tun? Wann, wenn nicht jetzt wollen Sie sich Ihre Träume erfüllen.
Tauschen Sie sich mit gleichgesinnten Menschen aus, hören Sie gute Musik, lesen Sie ein berührendes Buch, gehen Sie spazieren oder tanzen. Tun Sie das, was Sie glücklich macht, fröhliche Menschen neigen nicht zu Frustessen!

■ Kontrollieren Sie regelmäßig Ihr Gewicht und messen Sie Ihre Umfänge.
Sie befinden sich jetzt in der Probierphase und testen Lebensmittel aus, die nicht in Ihrem Ernährungsplan enthalten sind. Außerdem können Sie die Mengen variieren. Die Auswirkungen stellen Sie einerseits anhand Ihres Körpergefühls fest, andererseits ist es aber auch durchaus sinnvoll, regelmäßig das Gewicht und die Umfänge zu kontrollieren. So können Sie manchen Selbstbetrug nach dem Motto »So viel Schokolade war es doch gar nicht...« schneller aufdecken, aber auch den Erfolg Ihrer neuen Lebensweise sichtbar machen.

■ Bringen Sie mehr Bewegung in Ihr Leben.
An dieser Stelle möchte ich Sie noch einmal in die graue Vorzeit entführen. Unsere Ahnen haben sich als sogenannte »Laufwanderer« auf der Suche nach Nahrung pro Tag etwa 20-30 Kilometer fortbewegt. Heute bewegt sich der Durchschnitts-Deutsche 800 Meter pro Tag.
Bewegungsmangel ist eine Hauptursache für Übergewicht und für zahlreiche Erkrankungen des Bewegungsapparates. Rückenschmerzen, Nackenverspannungen, Bandscheibenbeschwerden, aber auch Kopfschmerzen und Migräne sind oft auf falsche und zu wenig Bewegung zurückzuführen.

Sorgen Sie also für mehr Bewegung in Ihrem Alltag. Das muss nicht zwangsläufig der Gang ins Fitness-Studio sein. Bauen Sie sich kleine Bewegungseinheiten in den Alltag ein. Legen Sie den Weg zur Arbeit so, dass sie einen Teil davon zu Fuß gehen. Benutzen Sie die Treppe anstelle des Aufzuges. Dehnen und strecken Sie Ihren Körper, während der Computer hochfährt. Wippen Sie mit den Füßen unter dem Schreibtisch. Lassen Sie Ihrer Kreativität im Erfinden von alltagstauglichen Bewegungseinheiten freien Lauf. Sorgen Sie außerdem dafür, möglichst viel Zeit an der frischen Luft zu verbringen. Gehen Sie spazieren, walken oder Ähnliches, das entspricht am ehesten unserer artgerechten Bewegung. Das heißt im Klartext: Je mehr Sie sich bewegen, umso mehr Sauerstoff steht Ihnen und Ihrem Stoffwechsel zur Verfügung. Sauerstoff ist nicht nur lebensnotwendig für uns Menschen, sondern er sorgt auch dafür, dass das Stoffwechselfeuer die überflüssigen Fettpolster schneller verbrennt.

■ Sorgen Sie für einen harmonischen Wechsel von Anspannung und Entspannung in Ihrem Leben.

Fühlen Sie sich dauergestresst und ständig unter Druck? Dann ist es höchste Zeit, für mehr Entspannung zu sorgen! Schreiben Sie doch einfach mal auf ein Blatt Papier, was Ihnen so richtig gut tut. Dann nehmen Sie ein anderes Blatt und schreiben darauf, was Ihnen nicht wirklich bekommt. Als nächstes können Sie sich überlegen, von welchen Krafträubern Sie sich trennen wollen und was Sie statt dessen Gutes für sich tun können.

Je lockerer und entspannter Sie Ihr Leben verbringen, um so glücklicher und gesünder fühlen Sie sich.

■ Sorgen Sie für ausreichend Schlaf.

Während des Schlafens regeneriert sich unser Körper, die Seele sortiert alle Ereignisse des Tages ein und verarbeitet so das Erlebte. Der Verstand hat Pause und unser ruheloser Geist ebenso. Nach einer ruhigen Nacht können wir wieder kraftvoll in den Tag starten.

Außerdem läuft während des Schlafens die Fettverbrennung auf Hochtouren.

Der Schlafbedarf ist bei den Menschen sehr unterschiedlich. Am besten kann der betreffende Mensch selbst beurteilen, ob er genügend schläft. Sollten Sie das Gefühl haben, nicht ausreichend geschlafen zu haben, so können Sie Ihr Schlafdefizit wieder auffüllen. Wissenschaftler haben herausgefunden, dass man zwar nicht vorschlafen, aber durch längere Schlafzeiten eventuell vorhandenen Schlafmangel ausgleichen kann.

Die Erhaltungsphase

Das Ziel ist erreicht!

Ihr Stoffwechsel hat sich nun stabilisiert und Ihre neue Lebensweise ist Ihnen im wahrsten Sinne des Wortes in Fleisch und Blut übergegangen. Die Folge ist eine bedeutend höhere Lebensqualität mit einem starken Zuwachs an Lebensfreude.

Das wirkt oft ansteckend auf andere Menschen und die eigene Begeisterung springt schnell über. Sie geben ein gutes Beispiel für andere Menschen.

Freuen Sie sich, denn nun ist die Gefahr, wieder in das alte Lebensmuster zu fallen, sehr gering geworden. Sollten Sie doch einmal wieder ins alte Fahrwasser geraten, legen Sie einfach ein paar »strenge« Tage ein und Ihr Körper und Ihre Seele werden es Ihnen sofort danken.

Bitte bedenken Sie auch, dass wir mit unserem Stoffwechsel den Rhythmen der Jahreszeiten unterliegen. So ist es für die Bewohner in unseren Breitengraden völlig normal, im Herbst ein paar Pfund Wintervorrat

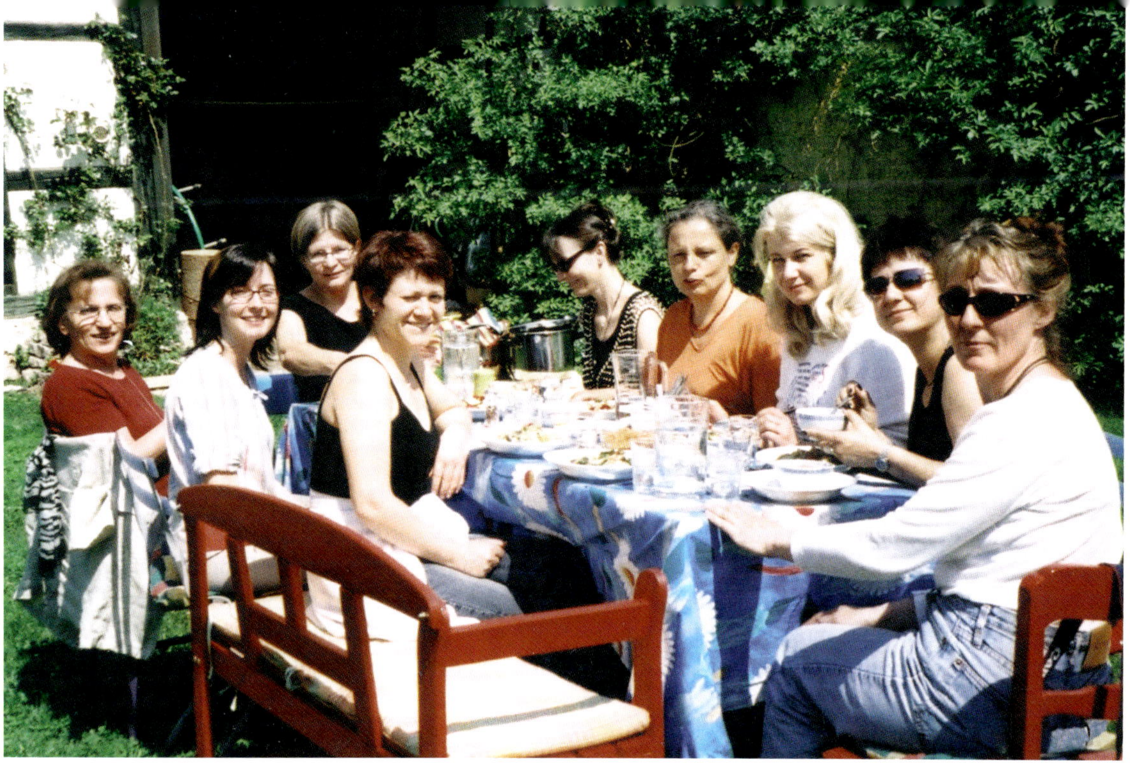

anzulegen, weil sich unsere Biosoftware, also unser genetischer Code, noch nicht an moderne Lebensumstände mit beheizten Wohnungen, Kühlschränken und Supermärkten angepasst hat.
Wichtig ist nur, die Kraft des Frühlings zu nutzen und den Wintervorrat wieder aufzubrauchen. Die Fastenzeit[9] ist hervorragend geeignet, den Stoffwechsel zu reinigen und wieder auf Hochtouren laufen zu lassen. Verzichten Sie in dieser Zeit möglichst auf Alkohol und achten Sie auf viel Bewegung an frischer Luft. Trinken Sie reichlich klares Wasser, das wird Sie schneller wieder in Form bringen.

Sie kennen nun sich und Ihren Körper viel besser und haben auch gelernt, Ihre seelischen Bedürfnisse vermehrt wahrzunehmen. Jetzt ist ein guter Moment, um das ursprüngliche Ziel nochmals zu überprüfen.
Stimmt es noch, oder könnte sich Ihr Wohlbefinden noch weiter verbessern?
Nutzen Sie dazu die Anregungen zum Thema Glaubenssätze[10] und Zielfindung.
Bedenken Sie, dass allein Ihre Gedanken und die Kraft Ihres Geistes darüber entscheiden, wie Sie Ihr Leben gestalten.
Sie sind der wichtigste Mensch in Ihrem Leben. Nur, wenn es Ihnen gut geht, geht es auch den Menschen, mit denen Sie leben, besser.

In meiner Lieblingsvorstellung finden immer mehr Menschen zu einer ihnen entsprechenden Lebensweise zurück. Sie sind mit sich und der Welt, in der sie leben, zufrieden.

[9] *Sie beginnt am Aschermittwoch und dauert bis Karsamstag.*

[10] *Siehe Seite 20 ff.*

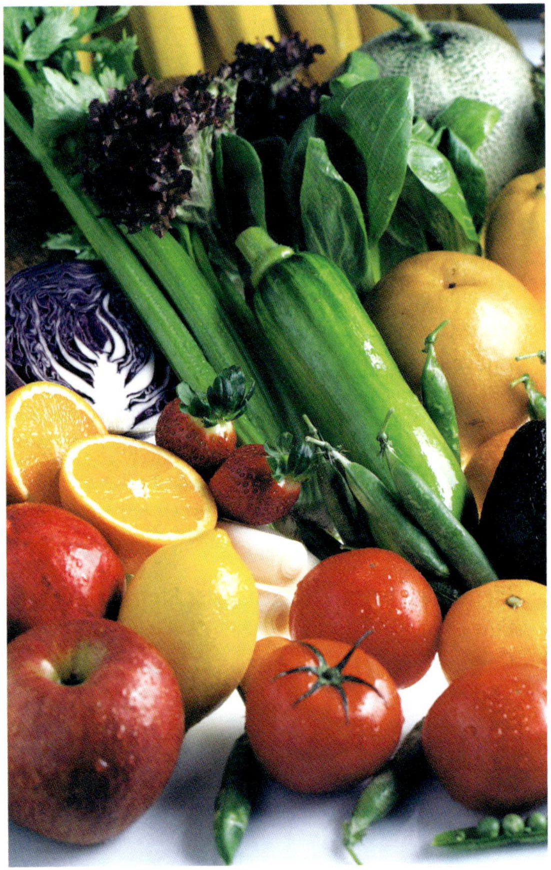

Es gibt Gemüsearten, die sich sehr gut kombinieren lassen. In den Rezepten finden Sie jeweils Beispiele. Die Gemüsesorten, die gut zusammenpassen, lassen sich unter eine Überschrift bringen. Auf diese Weise wird schnell deutlich, welche Eiweißgerichte gut dazu passen (siehe auch Kombinationstabelle auf den Seiten 78/79).

■ **Sommergemüse:**
Frühlingszwiebeln, Tomaten, Gurken, grüne Bohnen, Salat

■ **Wintergemüse**
Lauch, Möhren, Rote Bete, Kohlrabi, Brokkoli, Blumenkohl, Sellerie, alle Kohlsorten

■ **Mediterran:**
Tomaten, Paprika, Zucchini, Auberginen

■ **Asiatisch:**
Ingwer, Hokkaido-Kürbis, Bambussprossen, Möhren, Zuckererbsen, Chinakohl

Die Makrobiotische Ernährungslehre empfiehlt neben der Farbkombination (z. B. orange, grün, weiß) auch die Auswahl nach dem Wachstumsort. In jeder Mahlzeit sollte Gemüse, das über und das unter der Erde wächst, vorkommen (z. B. unter der Erde: Möhren, Topinambur, über der Erde: Lauch, Brokkoli).
Letztendlich entscheidet der Geschmack (und zwar Ihrer), welche Gemüsesorten Sie zusammen verwenden. Probieren Sie es aus!
Haben Sie schon einmal ganz bewusst den Unterschied von Bio- und konventionellem Gemüse getestet? Dann versuchen Sie es: Nehmen Sie eine Bio-Möhre (auch die selbstgezüchteten, unbehandelten Gemüsearten gelten als Bio) und eine aus der Gemüsetheke Ihres Supermarktes. Schälen Sie beide und beißen abwechselnd ab ... Der Geschmackstest zeigt deutlich die bessere Qualität. Und ich möchte meinem Körper nur gute Qualität anbieten.

Die folgende Tabelle zeigt, wie lange das jeweilige Gemüse braucht, bis es gar ist. Hier können Sie ablesen, welches Gemüse Sie z. B. beim Wok-Gemüse als erstes und welches als letztes in den Wok geben.

Gemüsegarzeitentabelle

Gemüse	Garzeit in Minuten mit Dämpfeinsatz	Garzeit in Minuten und Drucktopf
Artischocken	20	10
Blaukraut	20	10
Blumenkohl	20	10
Brokkoli	10	5
Chicoree	10	5
Chinakohl	5	-
Fenchelknolle	15	8
Frühlingszwiebel	10	5
Grüne Bohnen	20	10
Grünkohl	20	10
Karotten/Möhren	10	5
Kohlrabi	10	5
Kürbis/Hokkaido	15	8
Lauch	10	5
Löwenzahnblätter	5	-
Mangold	10	5
Okra	10	5
Pak-Soi	10	5
Paprika	10	5
Peperoni	10	5
Petersilie/Wurzel	20	10
Pilze	10	5
Rettich	10	5
Rosenkohl	20	10
Sauerkraut	3	-
Schalotten	10	5
Schwarzwurzeln	20	10
Sellerieknolle	20	10
Spargel	20	10
Spinat	5	-
Spitzkohl	10	5
Staudensellerie	20	10
Tomate	5	-
Weißkohl	15	8
Wirsing	15	8
Zucchini	10	5

Garzeiten bei Hülsenfrüchten

Hülsenfrucht	Einweichzeiten	Garzeiten	Garzeiten im Drucktopf
BOHNEN			
Adzukibohnen	12 h	0,5–1,5 h	12–30 min
Mungbohnen	1 – 2 h	30 – 60 min	15–20 min
Rote Kidneybohnen	12 h	1–2 h	20–30 min
Sojabohnen	12 h	1–2 h	20–30 min
Weiße Bohnen	12 h	1–2 h	20–30 min
ERBSEN			
Grüne Erbsen	12 h	1–2 h	20–30 min
Kichererbsen	12 h	2 h	1 h
LINSEN			
Beluga Linsen	keine	20–30 min	10–15 min
Braune Linsen	6 h	30–45 min	15–20 min
Grüne Linsen	6 h	45 min	20 min
Rote Linsen	keine	15 min	8 min
Troja Linsen	6 h	40–60 min	20–30 min

Kreativer Umgang mit Rezepten

Aus meinem eigenen Lieblingsgericht der Kindheit, Eierpfannkuchen herzhaft und süß, sind die Knusperle (Seite 125) entstanden.
Essen Sie am liebsten Thüringer Klöße mit Entenbraten und Rotkraut? Versuchen Sie es doch alternativ mit Entenbrustfilet, Rotkraut, geröstetem Roggenvollkornbrot (Seite 89)!
Stellen Sie Ihre Lieblingsrezepte als stoffwechselgerechte Gerichte um.
Hierzu ein paar Tipps:

- Nehmen Sie anstatt Zucker Agavendicksaft oder Fruchtsüße.
- Tauschen Sie Weizenmehl gegen Dinkel oder Roggenvollkornmehl.
- Nehmen Sie immer nur eine Eiweißsorte.
- Gebrauchen Sie kohlenhydrathaltige Nahrungsmittel (Kartoffeln, Nudeln, Reis, Brot) so wenig wie möglich.
- Anstatt mit Öl zu braten, mischen Sie eine halbe kleine Tasse Wasser mit ½ Tasse Balsamico-Essig und braten z. B. den Fisch in dieser Mischung an. Sehr köstlich und bekömmlich.

Sie sehen, da schlummern noch viele leckere Rezepte. Scheuen Sie sich nicht, neue Kreationen auszuprobieren und gern auch an uns weiterzuleiten.

Das Nahrungsergänzungsmittel Nr. 1

Das Nahrungsergänzungsmittel Nr. 1 ist die Liebe, die bei der Zubereitung mit in das Essen gerührt wird.
Sie haben sicher selbst schon einmal erlebt, wie unterschiedlich ein- und dasselbe Essen schmeckt, wenn es in jeweils anderer Stimmung zubereitet wurde. Schlechte Laune überträgt sich auf die Nahrung und macht sie unbekömmlicher. So hat es unsere Gruppe in einem Seminarhaus erlebt. Wir wussten, dass in diesem Haus ausschließlich mit guten biologischen Lebensmitteln gekocht wurde, und doch ist uns in dieser einen Woche das Essen überhaupt nicht bekommen. Eher durch Zufall kam eine Teilnehmerin mit der Köchin ins Gespräch. Die Köchin klagte, sie leide derzeit unter starkem Liebeskummer, mit Wut, Ärger und Trauer. Das alles hat sie unbewusst in unser Essen gerührt.

Inzwischen lässt sich dieses Phänomen auch wissenschaftlich nachweisen. Der Japaner Masaru Emoto hat eine Methode entwickelt, Eiskristalle einzeln zu fotografieren. Zuerst wollte er nur feststellen, wie unterschiedlich verschiedene Quellwasser Eiskristalle bilden, dann hat er destilliertes Wasser bearbeitet, um festzustellen, ob sich die Kristallbildung verändern lässt. Er hat das Wasser mit Musik bespielt, Wörter auf die mit dem Wasser gefüllten Gläschen geschrieben, die Gläschen auf unterschiedliche Bilder gestellt. Die Ergebnisse sind verblüffend: Wörter wie »Liebe« und »Danke« führen zu einer wunderschönen Kristallbildung; »Dummkopf« oder »Teufel« hingegen lassen das Wasser nicht auskristallisieren. Der Versuch wurde mit verschiedenen Sprachen durchgeführt, mit immer demselben Ergebnis. Dann hat er einen Versuch in seiner Familie gemacht: Er kochte einen Topf Reis, füllte diesen in zwei gleiche Gläser ab und gab der Familie den Auftrag, bei jedem Kühlschrank-Besuch zu dem rechten Glas »Danke« und zu dem linken »Dummkopf« zu sagen. Nach drei Wochen war der Reis im linken Glas schwarz und der Reis im rechten Glas noch essbar. Ein eindrucksvolles Bild[11].

[11] *Emoto »Botschaft des Wassers« (siehe Literaturverzeichnis).*

Wir sehen, es ist nicht unerheblich, mit welchen Gedanken Sie Ihr Essen zubereiten. Bedanke ich mich bei den einzelnen Nahrungsmitteln während des Kochens, wird es mir bedeutend besser schmecken. Auch wenn ich dieses mit Ruhe und Gelassenheit zubereite.

»Und dann soll ich wohl den ganzen Tag in der Küche stehen...« – Ein häufiges Argument gegen natürliche Ernährung. Aber was wird mit der eingesparten »Essen-Zubereitungs-Zeit« gemacht? – Wird sie dann später *ver-trieben* oder gar vor dem Fernseher totgeschlagen? Nutzen wir lieber die Zeit, um uns gut zu versorgen mit all den Köstlichkeiten, die uns die Natur bietet!

Die heilsame Kraft guter Nahrung entfaltet sich bereits beim Zubereiten, probieren Sie es aus!

Esskultur

Zu einem schmackhaften Essen gehört auch eine ansprechende Umgebung. Ein schön gedeckter Tisch mit Kerze, Servietten und Blumen in ruhiger Athmosphäre (ohne Fernseh- oder Radiogeräusche) steigert den Wert und die Bekömmlichkeit jeder Mahlzeit. Das gilt auch für die Mahlzeiten, die alleine eingenommen werden. Es geht also darum, sich selbst etwas Gutes zu tun, sich zu verwöhnen. Denn »das Auge isst mit«, und die Augen sind schließlich das Tor zur Seele.

»Menschen aus Familien, die regelmäßig gemeinsam essen und dabei zu Beginn der Mahlzeit beten, haben weniger häufig Infektionskrankheiten und Allergien als der Duchschnitt. Das ergaben mehrere Studien amerikanischer und britischer Psychiater[12].« Als Beten kann man in diesem Fall auch das Innehalten vor dem Essen bezeichen. Oder nehmen Sie Ihre Glaubenssätze

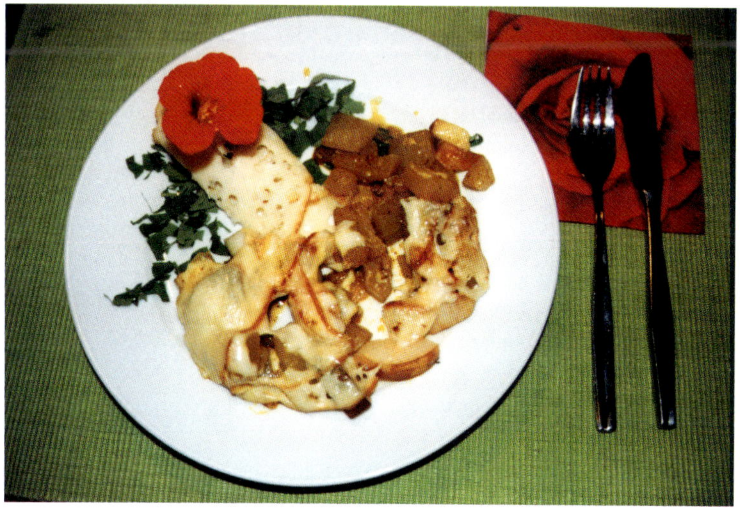

aus der Meditation (Seite 22), um sie direkt vor der Mahlzeit laut aufzusagen. Auf diese Weise wird jede Mahlzeit noch bewusster aufgenommen.

Bei uns zu Hause haben wir uns angewöhnt, während einer Mahlzeit die folgende zu planen; so wird es auch das Essen geben, was allen an diesem Tag schmeckt.

Doch nun zur praktischen Umsetzung!
Auf den Seiten 78 und 79 folgt die bereits angekündigte »Kombinationstabelle«.

[12] *Quelle: »Simplify your Life: Spiritualität 2006«.*

Kombinationstabelle

Die Zahlen geben an, auf welcher Seite das entsprechende Rezept zu finden ist.

	Eier	Fisch	Fleisch	Geflügel	Hülsenfrüchte
Avocado	81, 105	83,108			
Blattsalat					
Blaukraut		110		89	
Blumenkohl		82			
Brokkoli	80	83			
Chinakohl		108			
Eichblattsalat				113	
Eissalat					
Endiviensalat		107			115
Feldsalat					
Fenchelknolle					
Frühlingszwiebel				89	
Grünkohl					
Gurke	81	85			115
Kohlrabi	80	83		112	114
Kopfsalat					
Kürbis/Hokkaido					
Lauch	80	82, 107, 111	86	88, 112	90, 114
Mangold		84			
Möhren/Karotten	80	82,110		88, 112	90, 114
Paprika	81, 104	85		89	115
Pilze					
Rettich					
Romana-Salat		84			
Romanesco					
Rosenkohl					
Sauerkraut					90
Schwarzwurzeln					
Sellerieknolle		82, 111			
Spargel					
Spinat	81				
Staudensellerie				88	90
Tomate	104	85	86		115
Weißkohl		109			
Wirsing		82, 109, 111	87		91
Zucchini	104		86	89, 112	
Zwiebel		106			114

Milchprodukte	Pilze	Samen/Nüsse	Schaf-/Ziegen-milchprodukte	Tofu	Tempeh/Seitan	
95						**Avocado**
			101			**Blattsalat**
						Blaukraut
92, 94			100			**Blumenkohl**
		99		126		**Brokkoli**
116			124			**Chinakohl**
95			101			**Eichblattsalat**
						Eissalat
						Endiviensalat
	97	99	100			**Feldsalat**
93						**Fenchelknolle**
	123					**Frühlingszwiebel**
		120				**Grünkohl**
	96			102		**Gurke**
	97, 123			102	128	**Kohlrabi**
						Kopfsalat
118			125			**Kürbis/Hokkaido**
93	97, 122	99, 121	100		129	**Lauch**
95						**Mangold**
93, 118	96, 104, 122	99, 121	100	102, 126	128	**Möhren/Karotten**
92	123		100, 124, 125	103	128	**Paprika**
	122					**Pilze**
	96					**Rettich**
						Romana-Salat
						Romanesco
93		121	101	127		**Rosenkohl**
				102, 127		**Sauerkraut**
95						**Schwarzwurzeln**
		99	100	102		**Sellerieknolle**
						Spargel
94						**Spinat**
						Staudensellerie
	97, 123					**Tomate**
			125			**Weißkohl**
				102		**Wirsing**
119	97, 123		100, 124	103	128	**Zucchini**
			125	103, 127		**Zwiebel**

Bauernfrühstück

2 Eier pro Person
... g buntes Gemüse (z. B. Möhren, Lauch, Kohlrabi, Brokkoli)
Balsamico-Essig
Kräutersalz
Pfeffer
frische Gartenkräuter

1. Gemüse putzen und klein schneiden, je nach Garungszeit nacheinander in Balsamico-Wasser (1:1) anbraten.
2. Eier mit den Gewürzen verquirlen und zu dem Gemüse in die Pfanne geben.
3. Immer wieder rühren, bis das Ei vollständig gestockt ist.
4. Auf dem Teller mit den frischen Gartenkräutern garnieren.

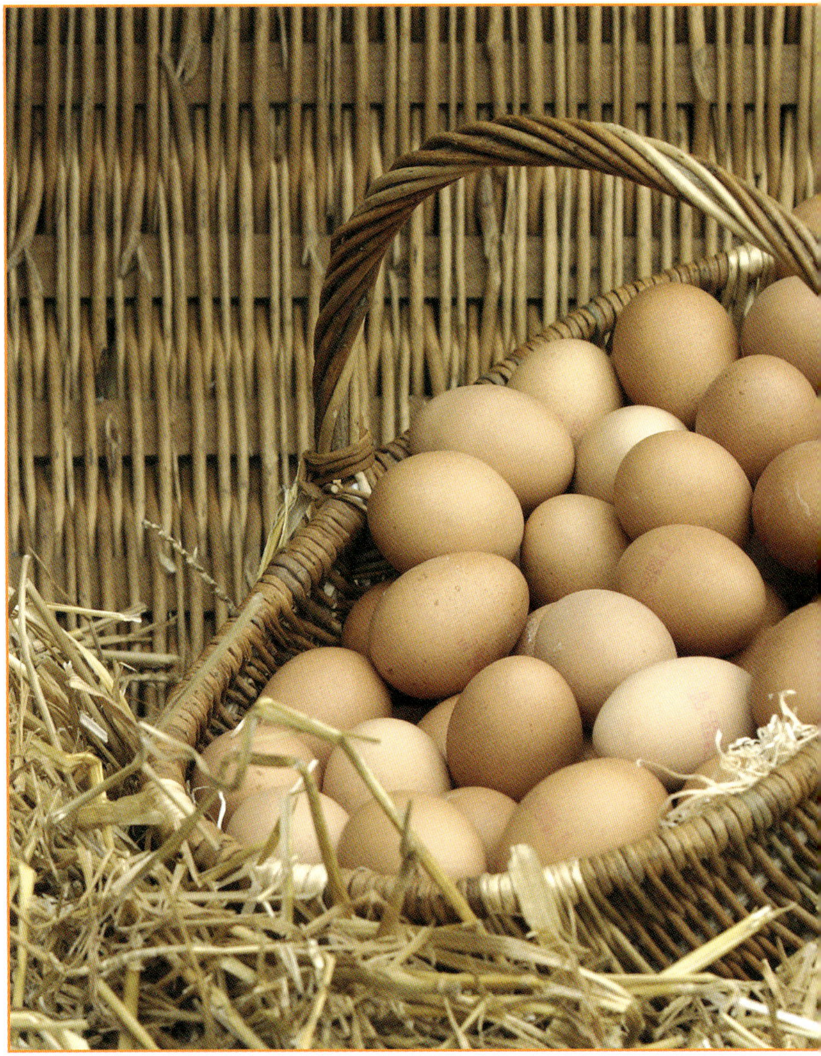

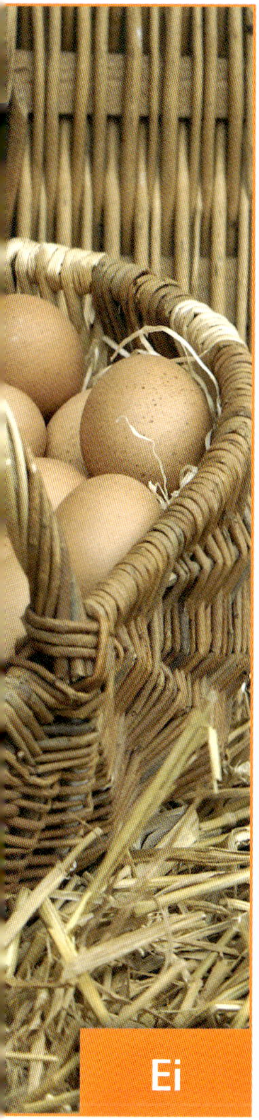

Avocado-Ei-Brot

2 Eier pro Person
… g Avocado
2 Scheiben Roggenvollkornbrot
Kräutersalz
Pfeffer

1. Die butterweiche Avocado dick auf das Roggenbrot streichen, mit Kräutersalz und Pfeffer würzen.
2. Gekochte Eier in Scheiben schneiden und auf die Brote legen, ebenfalls würzen.

Ein leckeres Pausenbrot für unterwegs.

Eiersalat

2 Eier pro Person
… g Paprika und Gurke
Roggenknäckebrot
Balsamico-Essig
Pfeffer
Meersalz

1. Eier fast hart kochen (7 Minuten).
2. Gemüse klein schneiden.
3. Die noch warmen Eier pellen, klein schneiden, mit Balsamico, Pfeffer und Salz würzen.
4. Gemüse dazu geben und kräftig mischen.
5. Knäckebrot kurz vor dem Essen auf den Salat bröseln.

Eine schöne Mahlzeit zum Mitnehmen.

Spinat und Ei

2 Eier pro Person
… g frischer Spinat (ggf. gefrorenen nehmen)
2 Möhren
1 Apfel
Balsamico-Essig
Meersalz
Muskatnuss
Pfeffer

1. Spinat in Salzwasser kurz kochen, abgießen und mit Muskatnuss würzen.
2. Apfel und Möhre reiben und gut vermengen.
3. Eier in Balsamico-Wasser-Mischung mit Gewürzen braten.
4. Apfel-Möhren-Salat als Beilage zu Spinat und Spiegelei servieren. Dazu auf dem Teller anrichten.

Königskrabben im Wirsingbett

- ... g Königskrabben
- ... g Wirsing
- Balsamico-Essig
- Salz
- Chili

1. Königskrabben in der trockenen Pfanne goldbraun rösten, aus der Pfanne nehmen
2. Wirsing putzen, in dünne Streifen schneiden und in Balsamico-Essig mit Wassergemisch (1:1), Salz und Chili kräftig anbraten.
3. Königskrabben vor dem Servieren dazu geben.

Königskrabben in Gemüsesuppe

- ... g Königskrabben
- ... g Wintergemüse (z. B. Lauch, Möhren, Sellerie, Blumenkohl)
- Meersalz
- Pfeffer
- Gartenkräuter

1. Gemüse putzen und schneiden und mit den Gewürzen zu einer Suppe kochen, diese pürieren.
2. Krabben in der trockenen Pfanne goldbraun rösten.
3. In die Suppe geben und mit frischen Gartenkräutern bestreuen.

Tipp: *Eine doppelte Portion Gemüsesuppe kochen und am nächsten Tag z. B. mit Schafskäse aufwärmen.*

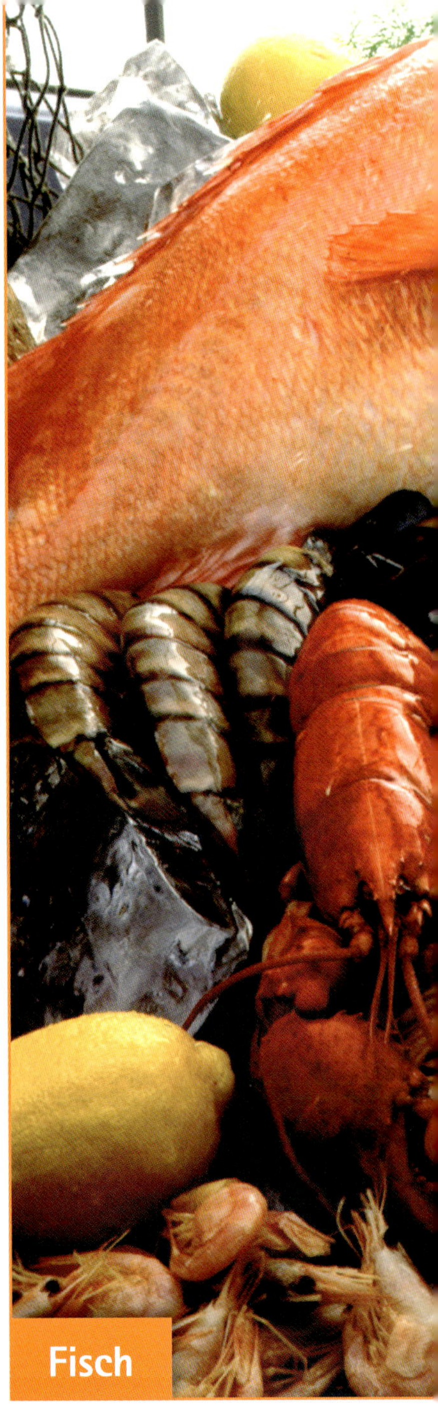

Fisch

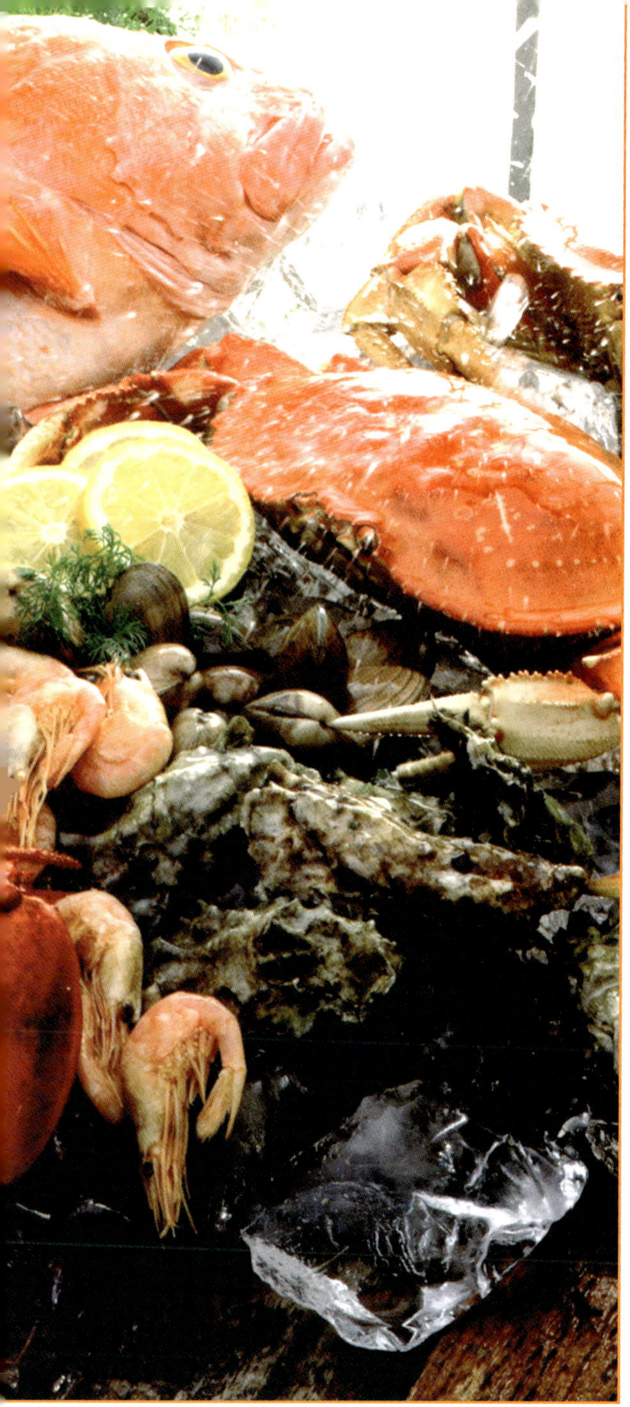

Räucherlachs mit Avocado-Meerrettich

... g Räucherlachs
... g Avocado
Roggenknäckebrot
geriebener Meerrettich (2–3 TL je nach Schärfebedürfnis)
Meersalz

1. Avocado mit dem Meersalz und dem Meerrettich mischen.
2. Räucherlachs auf das Knäckebrot legen und mit dem Avocadodip bestreichen.

Kabeljau im Römertopf

... g Kabeljau
... g Wintergemüse (z. B. Lauch, Möhren, Brokkoli, Kohlrabi)
Zitrone
Meersalz
Pfeffer
frische Gartenkräuter

1. Gemüse putzen, klein schneiden und mit Gewürzen in den gewässerten Römertopf geben.
2. Fisch abspülen und abtropfen lassen, mit Zitronensaft beträufeln und kräftig würzen.
3. Einen Teil der Gartenkräuter unter das Gemüse heben, den Fisch darauf legen.
4. Alles für ca. 60 Minuten im Backofen backen.
5. Rest der Kräuter vor dem Servieren darüber streuen.

Tipp: *Ein gutes Essen auch für Besuch, da zwischen Vorbereitung und Servieren 1 Stunde Zeit ist.*

Lachsfilet auf Mangold

...g Lachsfilet
...g Mangold
Kräutersalz
Pfeffer
Zitrone

1. Lachsfilet waschen, abtupfen, mit Zitrone beträufeln, mit Kräutersalz und Pfeffer würzen und ca. 10 Minuten grillen.
2. Mangold waschen und schneiden.
3. Strünke unten in den Dämpfeinsatz mit etwas Salz, Blätter drüber auch leicht salzen und ca. 8 Minuten dünsten.
4. Zum Servieren den Lachs auf die grünen Blätter legen... lecker.

Tipp: *Gefrorenen Lachs 12 Stunden vorher in den Kühlschrank legen, kühlt den Kühlschrank und taut dabei auf, lässt sich dann besser grillen.*

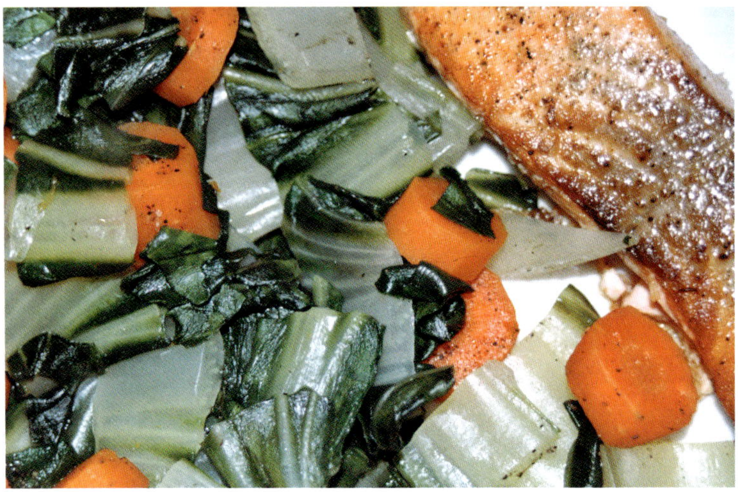

Gegrillter Lachs mit Salat

...g Lachs
...g Salat
1 Möhre
Balsamico-Essig
Kräutersalz
Pfeffer

1. Lachs kräftig salzen, pfeffern und grillen.
2. Mit Balsamico-Essig, Wasser, Kräutersalz und Pfeffer eine Marinade erstellen.
3. Möhre hineinraspeln und gut verrühren.
4. Salat waschen und rupfen, zu der Marinade geben und unterheben.

Thunfischsalat

...g Thunfisch in Wasser aus der Dose
...g Sommergemüse (z. B. Paprika, Tomaten, Gurke)
Balsamico-Essig
Kräutersalz
Pfeffer
frische Gartenkräuter

1. Eine Marinade aus Balsamico-Essig, Salz, Pfeffer und Gartenkräutern erstellen.
2. Gemüse putzen und klein geschnitten zur Marinade geben, kräftig vermengen.

Thunfisch-Gemüse

...g Thunfisch
...g Wintergemüse (z. B. Möhren, Lauch, Kohlrabi, Brokkoli)
Meersalz
Pfeffer
frische Gartenkräuter

1. Gemüse putzen und schneiden, je nach Gardauer in die Pfanne geben, leicht salzen (der Thunfisch ist recht salzig), Pfeffer nach Geschmack.
2. Thunfischdose öffnen, das Gemüse mit dem Thunfischwasser ablöschen und den Thunfisch zum Gemüse geben.
3. Ggf. noch etwas Wasser hinzugeben, bis der Thunfisch gut erhitzt ist.
4. Mit frischen Gartenkräutern bestreuen.

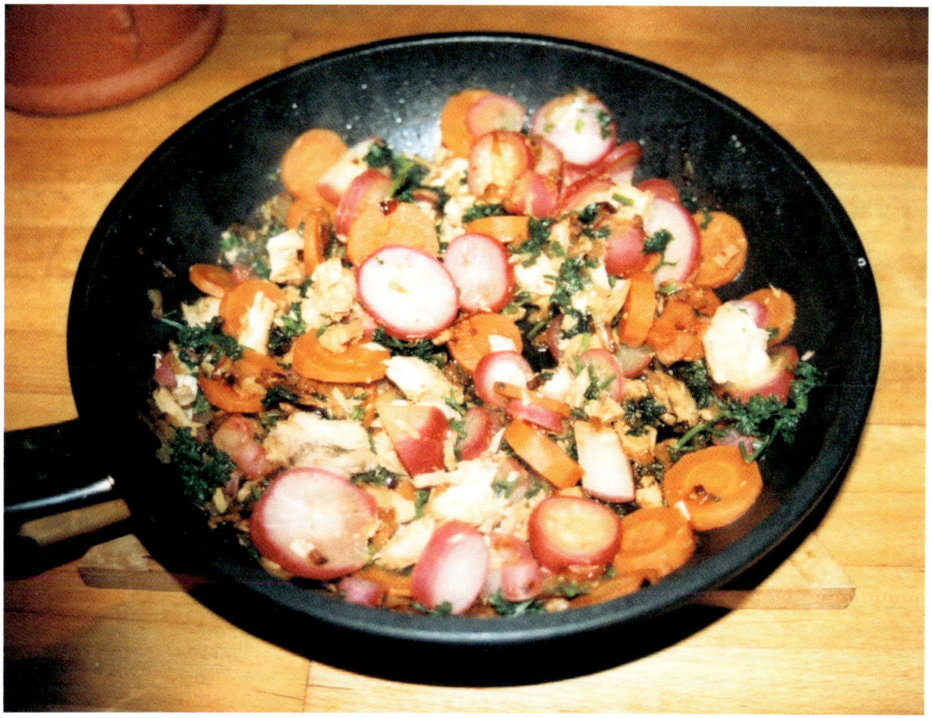

Lamm auf Thymian

...g Lammfilet
...g Mediterranes Gemüse (z. B. Zucchini, Lauch, Paprika, Tomate, Aubergine)
Thymianstrauß
Kräutersalz
Pfeffer
Knoblauch
frische Gartenkräuter

1. Lammfilet kräftig salzen und pfeffern (Knoblauch nach Geschmack) auf den Thymianstrauß in den Bratschlauch legen.
2. Gemüse putzen und klein schneiden und im Dämpfeinsatz mit Gewürzen gar kochen.
3. Lammfilet auf dem Thymianstrauß servieren, Gemüse mit frischen Gartenkräutern bestreuen und dazu reichen.

Rindergulasch in Lauchgemüse

...g Rindergulasch
...g Lauch
1 Möhre
Balsamico-Essig
Kräutersalz
Pfeffer
Curry

1. Rindergulasch mit Salz und Pfeffer gut würzen und in Balsamico-Wassermischung anbraten.
2. Gemüse putzen, klein schneiden und zu dem Fleisch geben, mit Salz und Curry würzen.
3. Mit Deckel ca. 10 Minuten garen lassen.

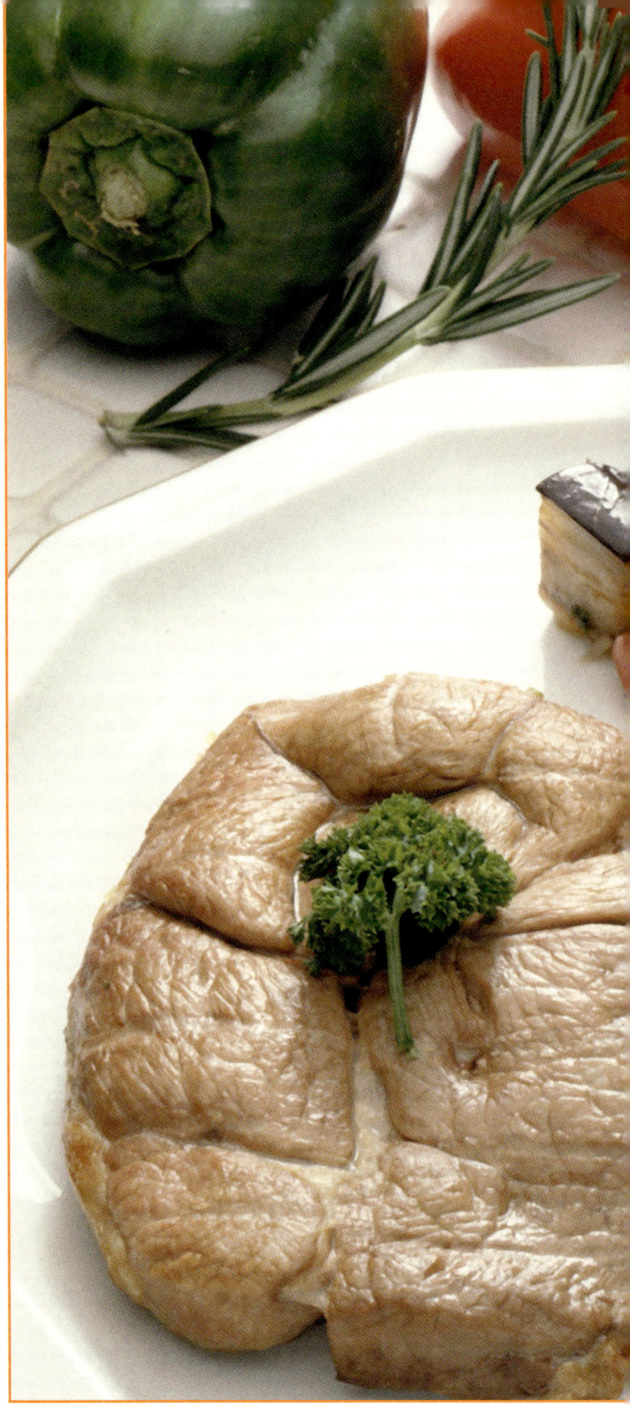

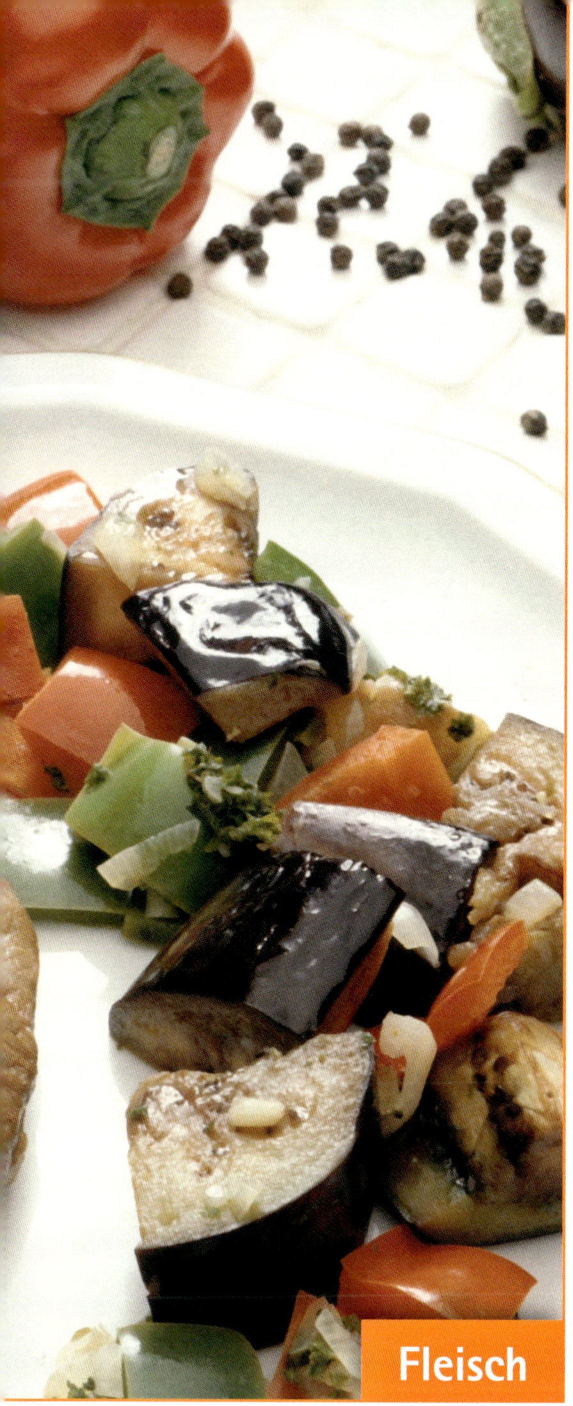

Schweinelenden im Kohlbett

... g Schweinelende
... g Wirsing
(oder andere Kohlsorten)
1 Möhre
Balsamico-Essig
Meersalz
Pfeffer

1. Möhre putzen und in Ringe schneiden, mit viel Pfeffer in den Dämpfeinsatz legen.
2. Kohl in Streifen schneiden und mit Salz zu der Möhre geben, in ca. 15 Minuten garen.
3. Fleisch gut würzen und in Balsamico-Wasser-Mischung anbraten.
4. Gemüse auf den Teller geben, das Fleisch darauf betten.

Rindfleischsuppe

... g Rindfleisch
... g Wintergemüse
(z. B. Lauch, Möhren, Sellerie, Wirsing)
Balsamico-Essig
Meersalz
Pfeffer
Petersilie

1. Rindfleisch in schmale Streifen schneiden, mit Pfeffer und Salz würzen und in Balsamico-Wasser-Mischung (1:1) im Topf anbraten.
2. Gemüse putzen und klein schneiden, mit Wasser und Gewürzen zum Rindfleisch geben und gar kochen.
3. Frische Petersilie vor dem Servieren darüber streuen.

Zitronenhähnchen im Römertopf

...g Hähnchen
...g Wintergemüse (z. B. Lauch, Möhre, Sellerie)
2 Zitronen
Meersalz
Pfeffer

1. Gemüse putzen, klein schneiden und mit Gewürzen in den gewässerten Römertopf geben.
2. Hähnchen mit Zitronensaft einreiben, kräftig salzen und pfeffern, auf das Gemüse geben.
3. Alles mit dem restlichen Zitronensaft übergießen und für ca. 90 Minuten backen.

Wokgemüse mit Hühnchenstreifen

...g Hähnchenbrustfilet
...g Asien-Gemüse (z. B. Lauch, Sellerie, Möhre, Bambusstreifen, Erbsenschoten)
1 haselnussgroßes Stück Ingwerwurzel
Roggenknäckebrot
Balsamico-Essig
Kräutersalz
Pfeffer
Chili

1. Gemüse putzen und sehr klein schneiden.
2. Hähnchenfleisch klein schneiden und mit Pfeffer und Salz würzen.
3. Ganz klein geschnittener Ingwer zusammen mit dem Lauch in Balsamico-Wasser-Mischung (1:1) anbraten, dann das Fleisch zugeben und nach und nach das Gemüse (je nach Garungszeit). Gewürze gleich mitgeben.
4. Alles in ein Schälchen geben und mit zerbröseltem Knäckebrot bestreuen.

Tip: *Essen Sie ruhig einmal mit Stäbchen. Die Mund-Portionen sind kleiner, und dadurch wird besser gekaut.*

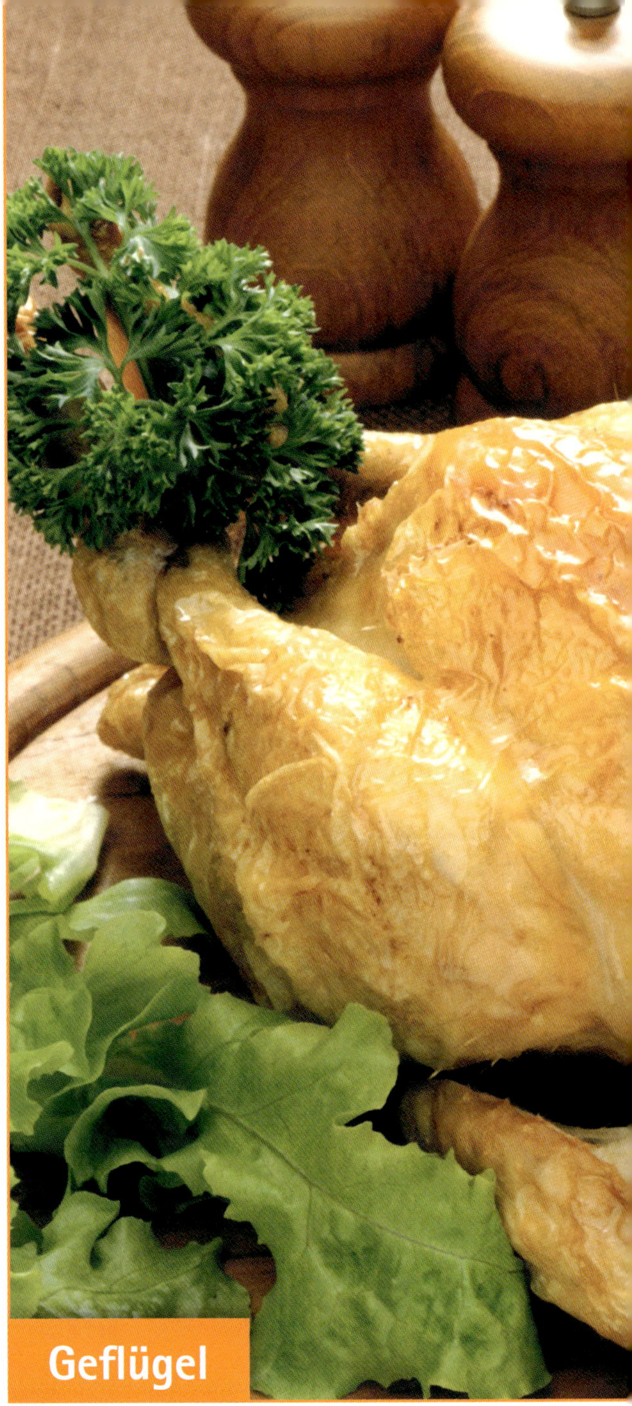

Geflügel

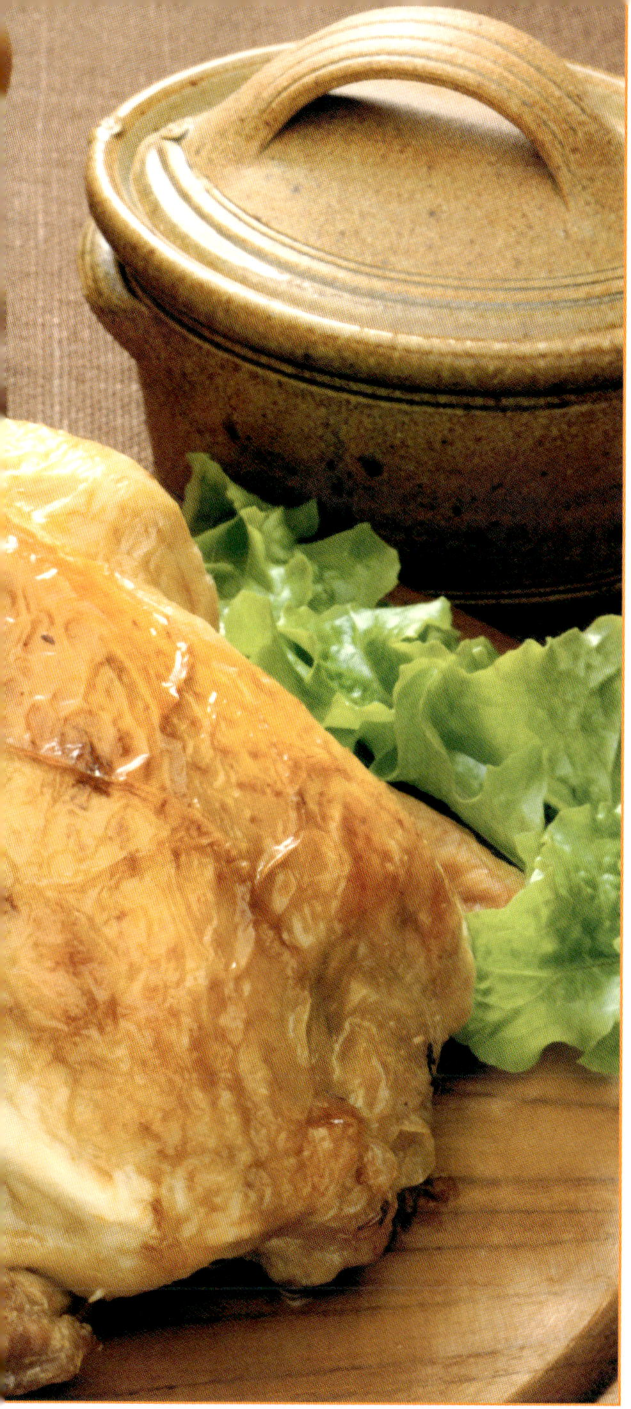

Putenbrust auf Sommergemüse

- ... g Putenbrust
- ... g Sommergemüse (z. B. Frühlingszwiebeln, Zucchini, Paprika)
- Balsamico-Essig
- Kräutersalz
- Pfeffer

1. Gemüse putzen und mit Gewürzen im Dämpfeinsatz garen.
2. Putenbrust gut würzen und in Balsamico-Wasser-Mischung (1:1) anbraten.
3. Gemüse auf den Teller geben, Putenbrust darauf legen.

Ente mit Rotkraut

- ... g Entenbrustfilet
- ... g Rotkraut
- 2 Scheiben Roggenvollkornbrot
- 1 Zitrone
- Balsamico-Essig
- Meersalz
- Pfeffer

1. Rotkraut mit der Küchenmaschine klein raspeln, mit Salz und Zitronensaft stampfen.
2. Roggenbrot klein würfeln und in der trockenen Pfanne rösten, aus der Pfanne nehmen.
3. Entenbrust kräftig salzen, pfeffern und in Balsamico-Wasser-Mischung (1:1) anbraten.
4. Alles schön als Tellergericht servieren.

Adzukibohnen mit Gemüse

... g gekochte Adzukibohnen
... g Wintergemüse (z. B. Lauch, Möhren, Sellerie, Kohl)
Meersalz
Pfeffer
frische Gartenkräuter

1. Gemüse putzen und klein schneiden, im Dämpfeinsatz gar kochen.
2. Adzukibohnen in die Mitte des Tellers, Gemüse herum garnieren.

Tipp: *Dieses Gericht schmeckt mit allen Bohnensorten, auch mit Kichererbsen.*

Adzukibohnen mit Sauerkraut

... g gekochte Adzukibohnen
... g Sauerkraut
Meersalz

1. Bohnen über Nacht einweichen lassen und mit frischem Wasser und Salz ca. 1 Stunde kochen (oder bereits gekochte Bohnen, siehe Tipp Seite 91).
2. Sauerkraut neben den Bohnen im Dämpfeinsatz erhitzen.

Eine schnelle Mahlzeit, wenn die Bohnen portionsweise eingefroren waren.

Bohnen-Gemüse-Suppe

... g gekochte Bohnen
... g buntes Gemüse (z. B. Möhren, Lauch, Sellerie, Wirsing, Topinambur)
Meersalz
Pfeffer

1. Bohnen über Nacht einweichen lassen und mit frischem Wasser und Salz ca. eine Stunde vorkochen.
2. Gemüse putzen und schneiden, zu den Bohnen geben, genügend Wasser dazu tun.
3. Zusammen mit den Gewürzen alles ca. 20 Minuten kochen lassen.
4. Mit Gartenkräutern garnieren und servieren.

Tipp: *Gemüse im Schnellkochtopf gekocht braucht nur die Hälfte der Zeit.*

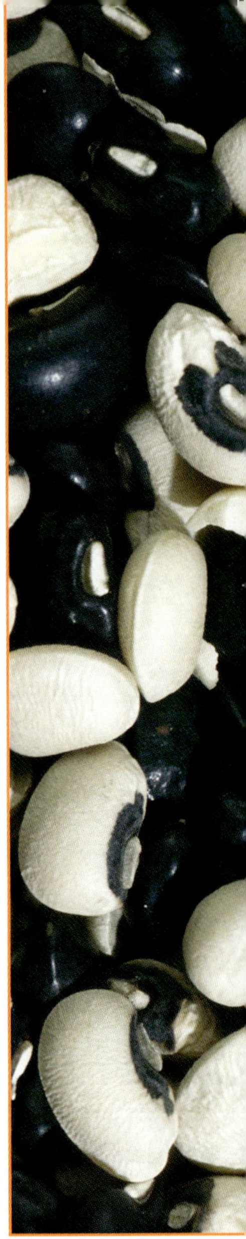

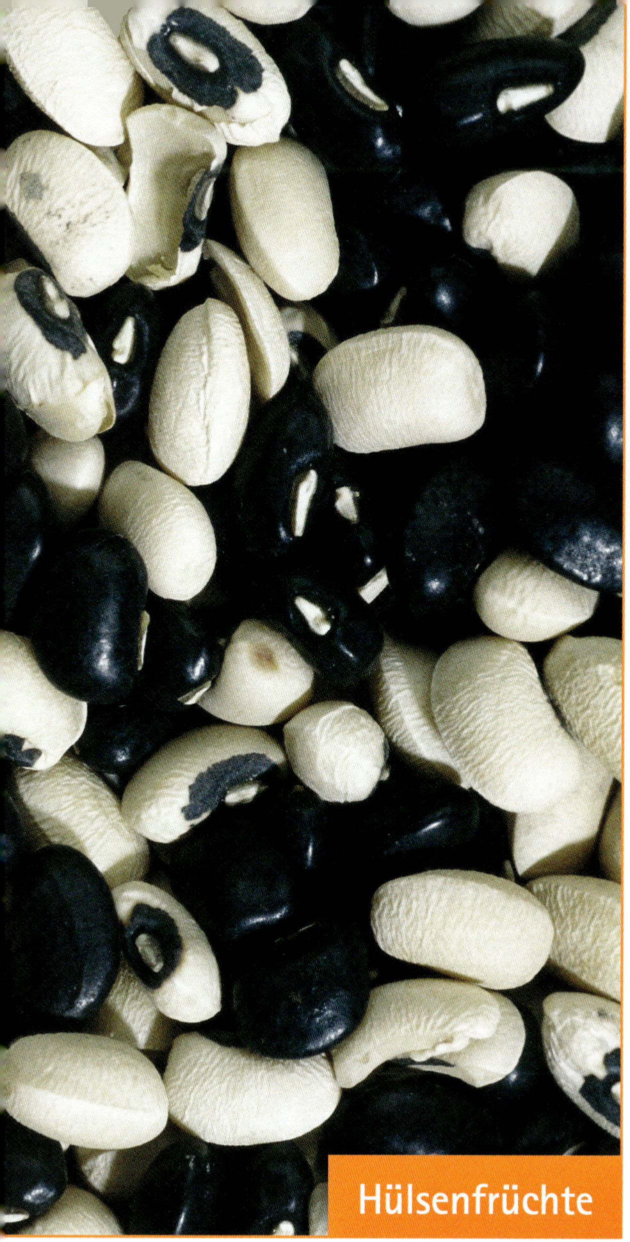

Linsen-Aufstrich

½ Paket Linsen
3 TL Miso
Thymian
Curry
Salz

1. Linsen über Nacht in reichlich Wasser einweichen.
2. Einweichwasser abgießen. Mit frischem Wasser und Salz aufkochen und auf kleiner Stufe 20 – 30 Minuten garen lassen.
3. Linsen ohne Wasser pürieren und mit Miso, Curry und Thymian abschmecken. Sollte die Konsistenz zu wässrig sein, kann die Masse bei ca. 120 °C im Backofen langsam trocknen.

Passt gut zu Roggenvollkornbrot.

Tipp: *Die Masse sollte etwas zu stark gewürzt schmecken, dann ist sie auf Brot genau passend.*

Linsen mit Wirsinggemüse

... g gekochte Linsen
... g Wirsing
1 kleine Möhre (für die Farbe)
Meersalz
Balsamico-Essig
Pfeffer bei Bedarf

1. Linsen über Nacht in reichlich Wasser einweichen, Einweichwasser abgießen, mit frischem Wasser und Salz ca. 45 Minuten kochen (Kochzeit auf Packung beachten).
2. Wirsingblätter waschen und in Streifen schneiden.
3. Möhre schälen und raspeln.
4. Wirsing in Balsamico-Wasser-Mischung (1:1) anbraten und dünsten.
5. Eine Tasse Wasser später hinzugeben.
6. Etwa 10 Minuten garen lassen.
7. Gekochte Linsen ggf. im Dämpfeinsatz erhitzen.
8. Wirsing und Linsen auf einem Teller anrichten und mit der geraspelten Möhre garnieren.

Tipp: *Gleich ein ganzes Paket Linsen oder Bohnen einweichen und kochen, dann portionsweise einfrieren, so ist immer eine Eiweißportion zur Hand.*

Paprika mit Käsefüllung

... g Schafskäse oder Mozzarella
... g Paprika
Kräutersalz
Pfeffer
Paprikapulver
Balsamico-Essig
Basilikum

1. Paprika halbieren und Kerne entfernen.
2. Balsamico-Wasser-Mischung (1:1) in die Pfanne geben.
3. Paprikahälften mit der Öffnung nach oben in die Pfanne legen, mit Salz und Pfeffer würzen.
4. Käse in passende Stücke schneiden und in die Paprikahälften legen, mit Paprikapulver bestreuen.
5. Das Ganze ca. 7 Minuten bei geschlossenem Deckel köcheln lassen.
6. Auf einem Teller anrichten und mit Basilikum bestreuen.

Blumenkohl mit Käse überbacken

... g Käse (Scheiben oder Raspel)
... g Blumenkohl
1 kleine Möhre
Kräutersalz
frische Gartenkräuter

1. Blumenkohl putzen, auch die guten Blätter, den Strunk schälen.
2. Möhre putzen und klein schneiden.
3. Alles zusammen mit Kräutersalz in den Dämpfeinsatz und ca. 15 Minuten garen.
4. In eine Auflaufform geben, den Käse darüber verteilen und in 10 Minuten schmelzen lassen.
5. Frische Gartenkräuter vor dem Servieren darüber streuen.

Tipp: *Mit Käse lassen sich sehr gut auch Gemüsereste überbacken.*

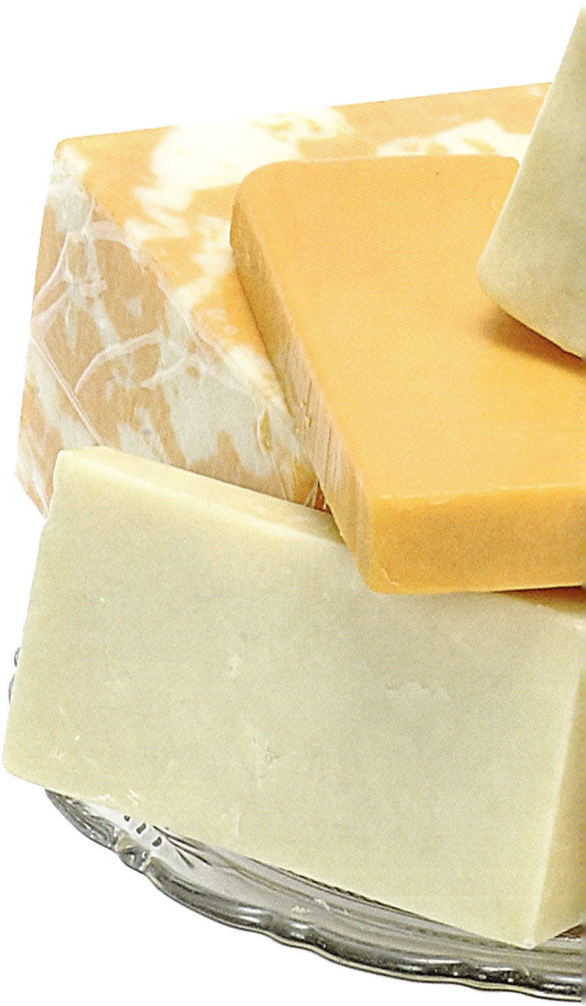

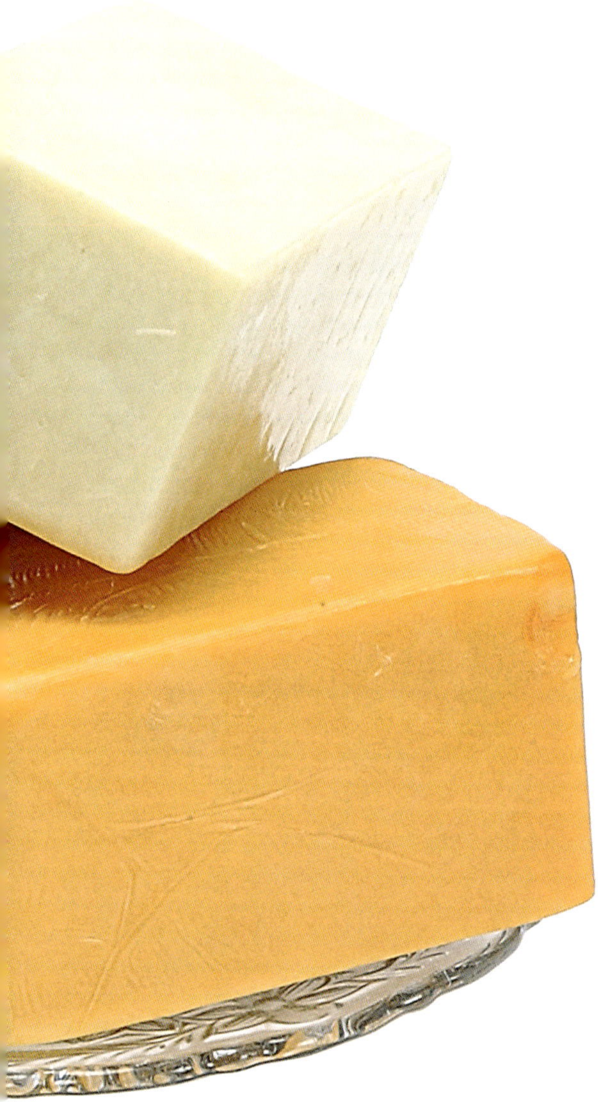

Deftiger Gemüseauflauf

... g Käse (Scheiben oder Raspel)
... g buntes Gemüse (z. B. Möhren, Lauch, Blumenkohl, Rosenkohl ...)
2 Scheiben Pumpernickel
Kräutersalz, Pfeffer

1. Gemüse putzen und klein schneiden.
2. Im Dämpfeinsatz mit Kräutersalz und Pfeffer ca. 15 Minuten garen.
3. Gemüse in eine Auflaufform geben, die Pumpernickelscheiben darauf legen.
4. Käse darüber verteilen und für ca. 10 Minuten überbacken.

Macht sehr satt, also etwas für »ewig Hungrige«!

Fenchel im Käsemantel

... g Käse (Scheiben oder Raspel)
... g Fenchelknolle
1 Möhre
Kräutersalz, Pfeffer

1. Gemüse putzen und klein schneiden.
2. Im Dämpfeinsatz Fenchel mit Kräutersalz und die Möhre mit Pfeffer ca. 15 Minuten garen.
3. Gemüse in eine Auflaufform geben, den Käse darüber verteilen und ca. 10 Minuten überbacken.

Frischer Spinat mit Ricotta

... g Ricotta
... g Spinat
Meersalz
Muskatnuss
Chili

1. Spinat waschen und in Salzwasser blanchieren.
2. In eine Auflaufform geben und mit gemahlener Muskatnuss bestreuen.
3. Den in Scheiben geschnittenen Ricotta darüber legen, mit wenig Chilipulver bestreuen und ca. 15 Minuten backen.

Käseüberbackene Ananas

... g Käse (Scheiben oder geraspelt)
... g frische Ananas
Kurkuma

1. Ananas schälen und in Ringe schneiden.
2. In eine Auflaufform geben, Kurkuma darüber geben.
3. Mit Käse abdecken und für ca. 20 Minuten backen.

Ein schön leichtes Essen.

Blumenkohl in Joghurtcurry

... g Naturjoghurt
... g Blumenkohl
1 kleine Möhre
Meersalz
Curry

1. Blumenkohl putzen und zusammen mit der geschnittenen Möhre, den Blättern und geschältem Strunk und Salz im Dämpfeinsatz in ca. 8 Minuten halb gar kochen.
2. Alles in eine Auflaufform geben.
3. Joghurt mit dem Curry und Salz mischen und über den Blumenkohl geben.
4. 20 Minuten backen.

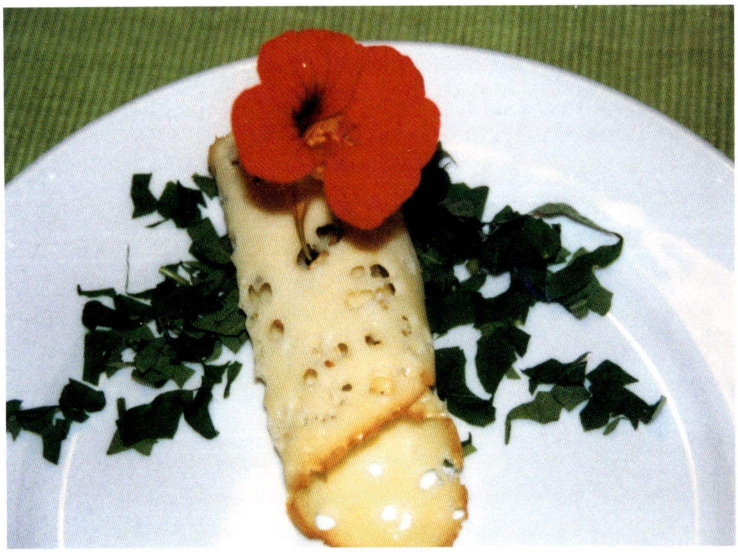

Schwarzwurzel-Brennnessel-Auflauf

... g Naturjoghurt
... g Gemüse (Schwarzwurzeln, Brennnessel, Spinat oder Mangold)
Meersalz
Pfeffer
Muskatnuss

1. Gemüse putzen und klein schneiden.
2. Schwarzwurzeln in Salzwasser 15 Minuten gar kochen.
3. Mit den frischen Brennnesseln in eine Auflaufform geben.
4. Gewürzten (Salz, Pfeffer, Muskatnuss) Joghurt darüber geben und ca. 20 Minuten backen.

Tipp: *Beim Schälen der Schwarzwurzeln Einmalhandschuhe tragen.*

Hüttenkäse mit Salat

... g Hüttenkäse (körniger Frischkäse)
... g Blattsalat
1 Möhre
2 Scheiben Roggenvollkornbrot
Balsamico-Essig
Kräutersalz
Pfeffer

1. Hüttenkäse dick auf das Roggenbrot auftragen, mit Salz und Pfeffer würzen.
2. Mit Balsamico, Salz, Pfeffer und geraspelter Möhre ein Dressing anrühren.
3. Salat waschen und unterheben.

Hüttenkäse leicht und locker

... g Hüttenkäse (Körniger Frischkäse)
... g Avocado
2 Scheiben Roggenvollkornbrot
Kräutersalz
Pfeffer

1. Weiche Avocado dick auf das Brot streichen, mit Salz und Pfeffer würzen.
2. Hüttenkäse dick auf das Avocadobrot und leicht mit Pfeffer und Salz bestreuen.

Pilzragout auf Vollkornbrot mit Gurkensalat

…g gemischte Pilze
…g Salat-Gurken
2 Scheiben Roggenvollkornbrot
Balsamico-Essig
Meersalz
Pfeffer
Zitrone

1. Pilze putzen und schneiden, in Balsamico-Wasser-Mischung (1:1) und Gewürzen anbraten.
2. Gurken schälen und in dünne Scheiben hobeln, mit Salz und Zirone abschmecken.
3. Pilze auf das Vollkornbrot geben, den Salat dazu reichen.

Austernpilze zu Möhren-Rettich-salat

…g Austernpilze
…g Möhren und Rettich (1:1)
Balsamico-Essig
Meersalz
Pfeffer
Zirone
frische Gartenkräuter

1. Austernpilze putzen und schneiden, in Balsamico-Wasser-Mischung (1:1) und Gewürzen anbraten.
2. Möhren und Rettich mit der Küchenmaschine klein raspeln, mit Salz und Zitronensaft abschmecken.
3. Pilze und Salat auf einen Teller geben und beides mit den Gartenkräutern überstreuen.

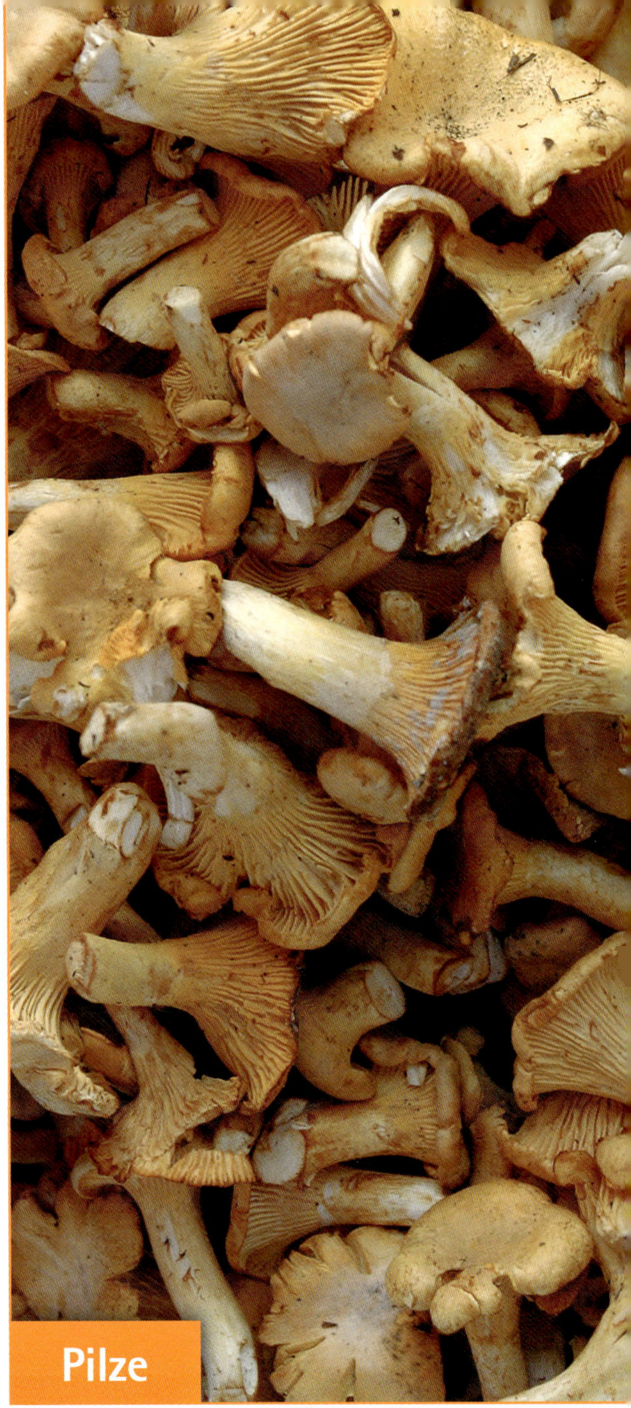

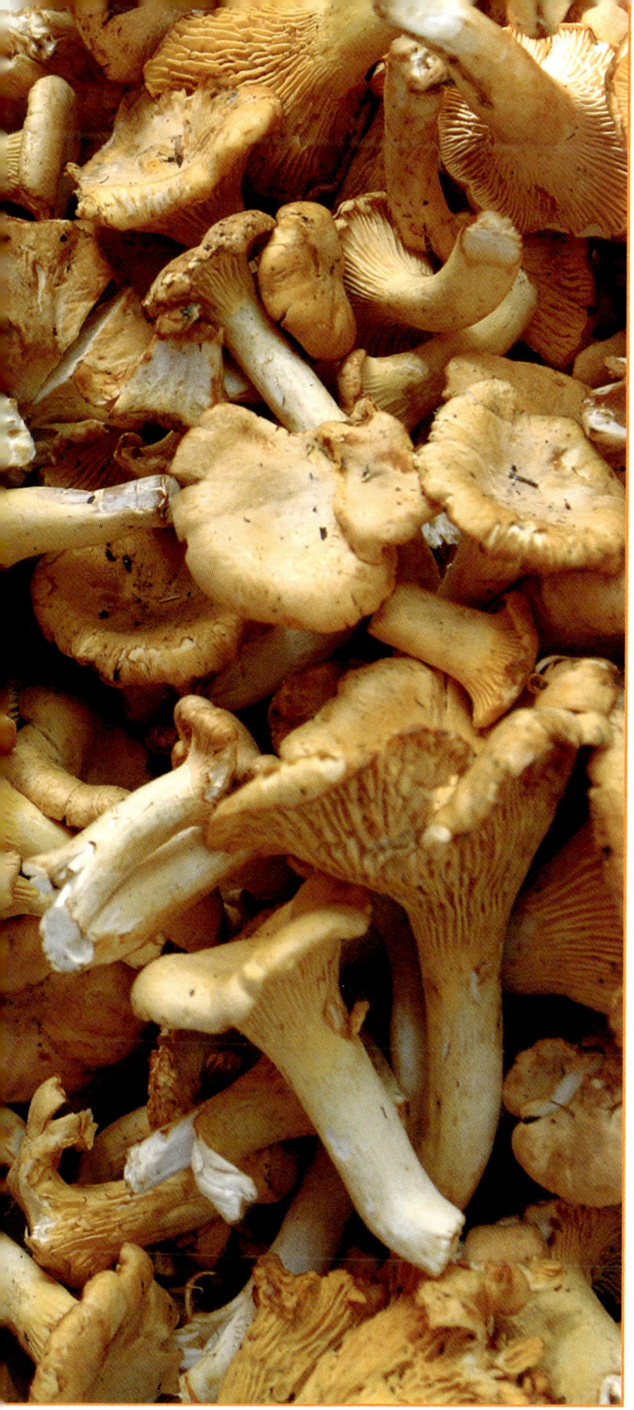

Austernpilze mit Wokgemüse

... g Austernpilze
... g buntes Gemüse (z. B. Lauch, Möhren, Zucchini, Kohlrabi)
Balsamico-Essig
Kräutersalz
Pfeffer
Curry
frische Gartenkräuter

1. Gemüse und Pilze putzen und klein schneiden.
2. Lauch und Pilze mit Gewürzen in Balsamico-Wasser-Mischung anbraten.
3. Anderes Gemüse je nach Garungszeit dazu geben, ggf. etwas Wasser nachgießen.
4. Alles in ein Schälchen geben, mit frischen Gartenkräutern bestreuen und mit Stäbchen essen.

Pilze auf Tomatenbett an Feldsalat

...g Pilze
...g Tomaten
...g Feldsalat
Balsomico-Essig
Kräutersalz
Pfeffer

1. Pilze putzen und klein schneiden, mit etwas Balsamico-Wasser-Mischung (1:1) und Gewürzen anbraten.
2. Tomaten in Scheiben geschnitten auf den Teller drapieren und würzen.
3. Feldsalat waschen und auf die Tomaten geben, mit wenig Balsamico beträufeln.
4. Die fertigen Pilze auf den schön dekorierten Teller geben.

Eine leckere leichte Mittagsmahlzeit.

Nusskernmischung mit Papaya

… g Nusskernmischung

… g Papaya

1. Nüsse in der trockenen Pfanne rösten, erkalten lassen.
2. Papaya in Würfel schneiden und in eine Dose geben.

Eine schnelle Mahlzeit für unterwegs.

Tipp: *Geröstete Nüsse sind zum einen bekömmlicher und zum anderen ist ihr Geschmack vollmundiger.*

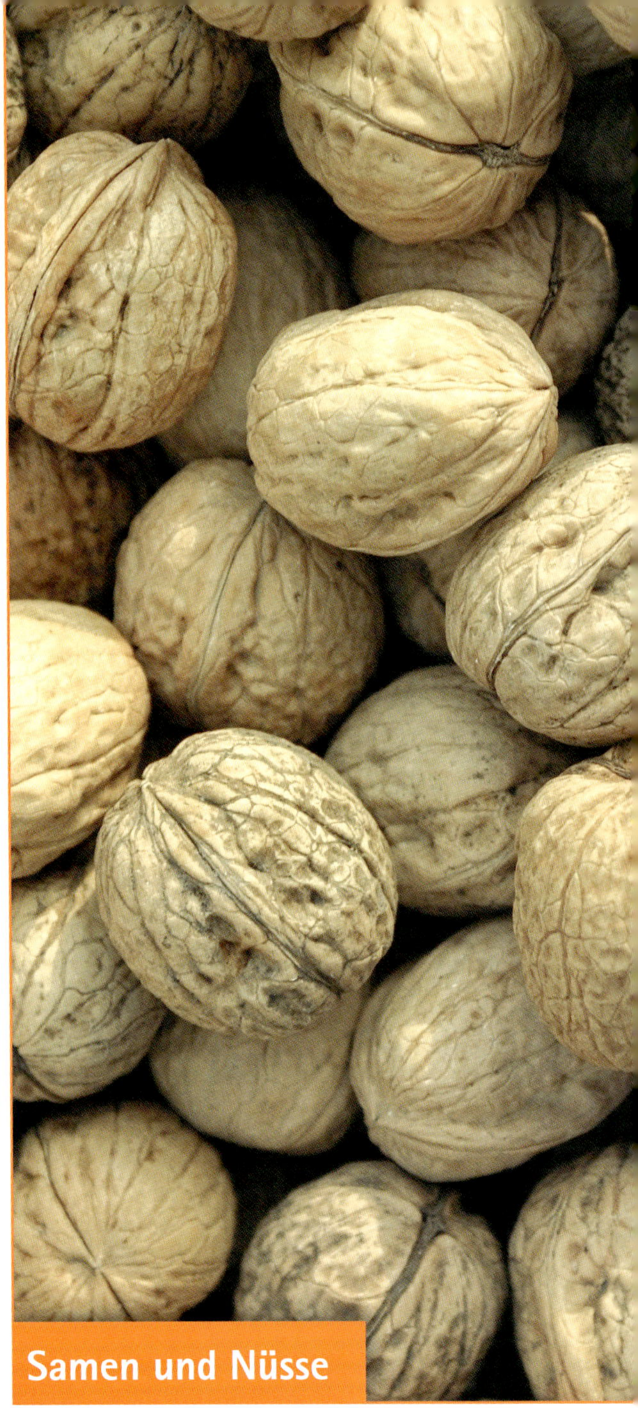

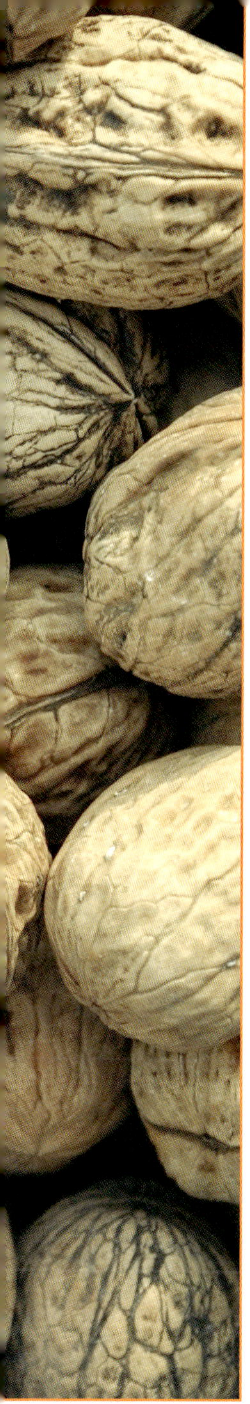

Salat mit Körnern

... TL Körnermischung
... g Feldsalat
1 Möhre
Balsamico-Essig
Kräutersalz
Pfeffer

1. Körnermischung in der trockenen Pfanne goldbraun rösten.
2. Balsamico mit Salz und Pfeffer mischen.
3. Geraspelte Möhre unterrühren und mit dem gewaschenen Salat verrühren.
4. Die abgekühlten Körner vor dem Servieren darüber streuen.

Gemüseauflauf mit Walnuss

... g Walnusskerne
... g Wintergemüse
(z. B. Möhre, Lauch, Sellerie)
Kräutersalz
Pfeffer

1. Gemüse putzen, klein schneiden und im Dämpfeinsatz fast gar kochen.
2. Alles in eine Auflaufform geben und mit den Walnüssen überstreuen.
3. Ca. 20 Minuten backen.

Brokkoli mit Körnermischung

... TL Körnermischung
...g Brokkoli
1 kleine Möhre für die Farbe
Kräutersalz

1. Brokkoli und die Möhre putzen und samt geschältem Strunk und Kräutersalz im Dämpfeinsatz 8 Minuten dämpfen.
2. Sonnenblumen- und Kürbiskerne in der trockenen Pfanne goldbraun werden lassen.
3. Vor dem Servieren die Körner über den Brokkoli geben.

Mango-Feldsalat mit Schafskäse

... g Schafskäse
... g Feldsalat
... g Mango

1. Feldsalat waschen.
2. Mango schälen und schneiden, auch den Saft auspressen.
3. Schafskäse würfeln und mit den Mangostücken samt Saft kräftig verrühren.
4. Feldsalat unterheben.

Eine schöne Mahlzeit zum Mitnehmen!

Schafskäse im Gemüsebett

... g Schafskäse
... g Mediterranes Gemüse (z. B. Paprika, Zucchini, Möhren, Aubergine)
Kräutersalz
Pfeffer
frische Gartenkräuter

1. Gemüse putzen und klein schneiden, in Dämpfeinsatz geben.
2. Schafskäse in große Stücke schneiden, auf das Gemüse legen und alles zusammen ca. 15 Minuten garen.
3. Mit frischen Gartenkräutern garniert servieren.

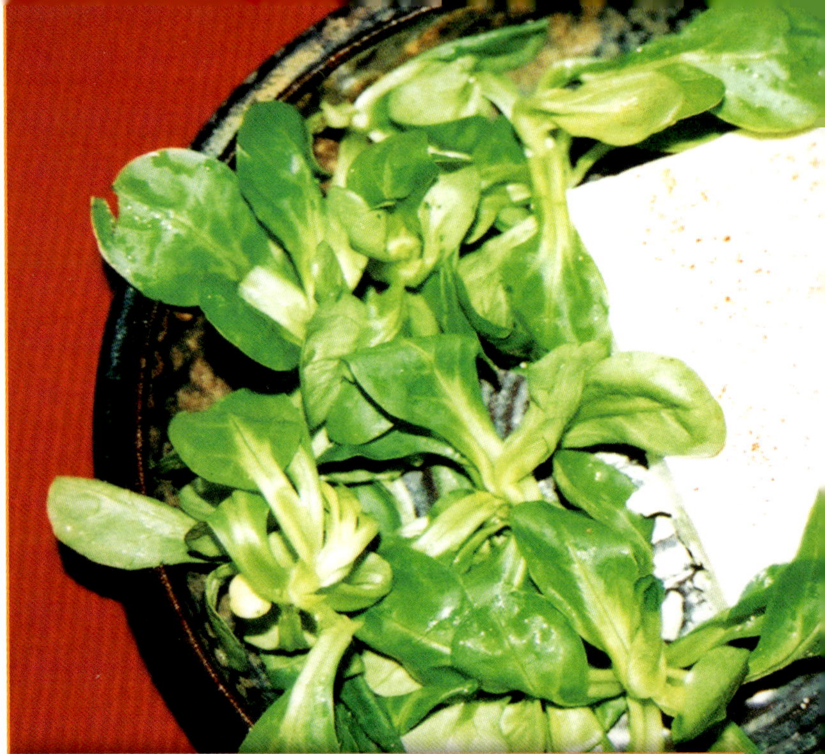

Schaf- und Ziegenmilchprodukte

Gemüsesuppe mit Schafskäse

... g Schafskäse
... g Wintergemüse (z. B. Möhren, Lauch, Sellerie, Blumenkohl)
Kräutersalz
Pfeffer
Chili

1. Gemüse putzen und in Stücke schneiden.
2. Im Schnellkochtopf alles zusammen mit Pfeffer und Salz ca. 10 Minuten gar kochen.
3. Suppe pürieren.
4. Schafskäse in Stücke schneiden und ca. 5 Minuten auf der pürierten Suppe erwärmen.
5. Einen Hauch Chilipulver auf den Schafskäse geben.

Tipp: *Beim Salzen der Suppe sparsam sein, da der Schafskäse sehr salzig ist.*

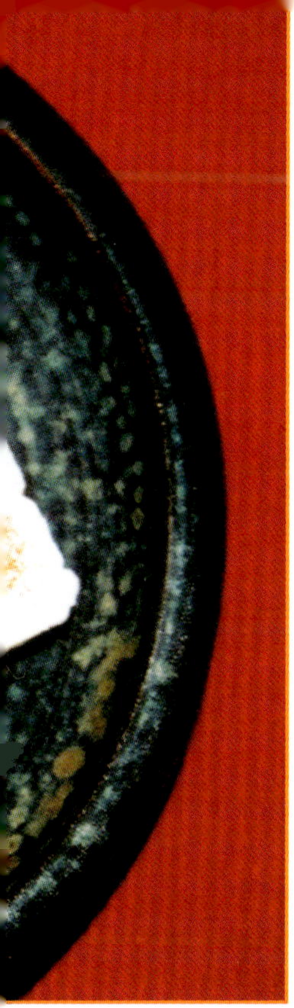

Avocado-Knäcke mit Ziegenfrischkäse

... g Ziegenfrischkäse
... g Avocado
Roggenknäckebrot
Erdbeeren
Meersalz
Pfeffer

1. Die butterweiche Avocado auf das Knäckebrot streichen, mit Salz und Pfeffer würzen.
2. Ziegenkäse dick auftragen und mit halbierten Erdbeeren garnieren.

Rosenkohl mit Schafskäse

... g Schafskäse (Feta)
... g Rosenkohl
Meersalz
Fenchelkörner
Chili

1. Den Rosenkohl putzen und im Salzwasser mit ein paar Fenchelkörnern (beugt Blähungen vor) ca. 15 Minuten fast gar kochen.
2. Schafskäse in Würfel schneiden, unter den Rosenkohl in eine Auflaufform mischen, mit wenig Chili bestreuen und 10 Minuten backen.

Eisbergsalat mit Ziegenfrischkäse-Dressing

... g Ziegenfrischkäse
... g Eisbergsalat
oder anderer Blattsalat
... g Avocado
1 Möhre
Kräutersalz
Pfeffer
Apfelessig

1. Ziegenfrischkäse mit der Avocado und den Gewürzen cremig verrühren.
2. Möhre grob geraspelt dazu geben.
3. Salat waschen und klein rupfen, vor dem Servieren mit dem Dressing vermengen.

Eine schöne Mahlzeit zum Mitnehmen, den Salat aber erst kurz vor dem Verzehr mit dem Dressing vermengen.

Tipp: *Kaufen Sie die Avocado hart ein und lassen Sie sie neben Ihren Äpfeln in einer Woche gut weich werden. Die Frucht ist dann besonders aromatisch, wenn sie sich beim leichten Drücken so anfühlt wie Ihr Unterarm.*

Selbstgemachter Ziegenfrischkäse mit frischen Gartenkräutern

1 l Ziegenmilch
½ Zitrone
frische Gartenkräuter:
z.B. Petersilie, Kresse, Dill, Salbei, Zitronenmelisse, Thymian, Majoran, Rauke usw.
Kräutersalz

1. Ziegenmilch mit dem Zitronensaft auf ca. 90° C erhitzen. Über Nacht stehen lassen. Während des Abkühlens trennt sich die Molke vom Käse.
2. Durch ein Tuch sieben, ggf. ausdrücken.
3. Kräuter klein hacken, alles in den Ziegenkäse rühren und mit Kräutersalz abschmecken.

Tipp: *Auf diese Weise lässt sich auch Kuh- oder Schafs-Frischkäse selber herstellen. Die Molke ist ein hervorragender Badezusatz für ein Schönheitsbad.*

Tofu-Gemüse-Suppe

...g Räuchertofu
...g Wintergemüse (z. B. Möhren, Lauch, Sellerie, Wirsing)
Meersalz, Pfeffer

1. Gemüse putzen und klein schneiden.
2. In den Schnellkochtopf geben und würzen.
3. Tofu klein würfeln, zu dem Gemüse geben.
4. Mit Wasser aufgießen und unter Druck ca. 15 Minuten kochen lassen.
5. Vor dem Servieren mit grünen Gartenkräutern garnieren.

Tofu wird aus Sojabohnenmilch hergestellt.

Tipp: *Gartenkräuter im Sommer klein hacken und die Mischung in Filmdosen einfrieren, so gibt es den ganzen Winter frische eigene Kräuterportionen*

Räuchertofu auf Sauerkraut

... g Räuchertofu
... g Sauerkraut

1. Das Sauerkraut in eine flache Auflaufform geben.
2. Tofu in Streifen schneiden und auf das Sauerkraut legen.
3. Das Ganze für ca. 20 Minuten bei 180 °C im Backofen erhitzen.

Gemüsestangen mit Meerrettichdip

... g Räuchertofu
... g buntes Gemüse (z. B. Möhren, Kohlrabi, Staudensellerie, Gurke)
frischer Meerrettich

1. Gemüse in lange Stifte schneiden.
2. Geriebenen Meerrettich mit dem Tofu zusammen pürieren, ggf. etwas Wasser für die Geschmeidigkeit dazu geben.
3. Beides so servieren, dass mit den Gemüse-Stiften in die Tofu-Meerrettichcreme gedippt werden kann.

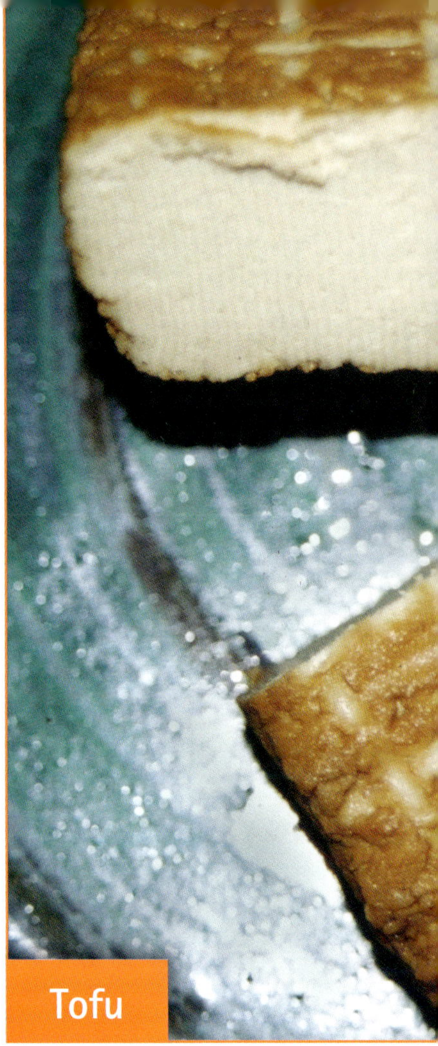

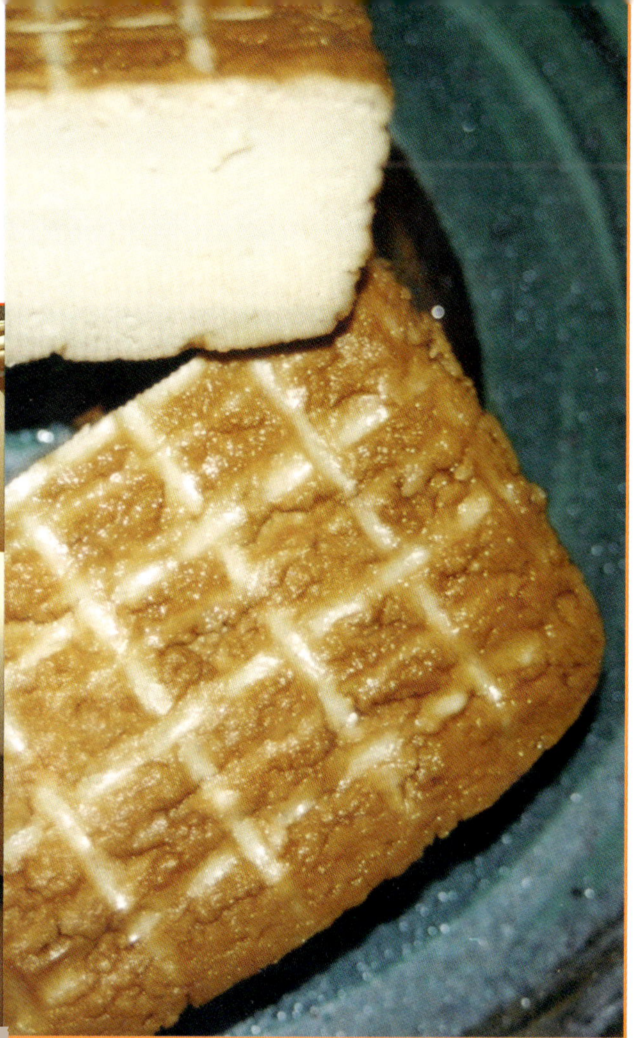

Tofu-Meerrettich-Aufstrich

1 Paket Räuchertofu
2 TL Meerrettich
Kurkuma
Leitungswasser

1. Tofu grob würfeln und mit dem Meerrettich und etwas Wasser pürieren.
2. Wasser und Kurkuma je nach Farb- und Konsistenzbedarf hinzugeben.

Sprossen auf Tofubett

... g Räuchertofu
... g Sprossen
2 Scheiben Roggenvollkornbrot

1. Tofu in Scheiben schneiden und auf das Roggenbrot legen.
2. Die Sprossen darüber geben.

Tofu-Gemüse-Spieß

... g Räuchertofu
... g buntes Gemüse (z. B. Zucchini, Paprika, Zwiebel, Kohlrabi)
einige Blätter Salat
Kräutersalz
Pfeffer
Balsamico-Essig
Oregano

1. Gemüse putzen und in passende Stücke schneiden
2. Tofu in ähnlich große Stücke schneiden
3. Alles aufspießen, z. B. 3 Gemüsestücke, 1 Tofustück im Wechsel, anschließend würzen.
4. Die Spieße in Balsamico-Wasser-Mischung (1:1) braten.
5. Auf Salatblättern anrichten und mit Oregano bestreuen.

Königskrabben in Apfel-Zwiebel-Suppe

... g Königskrabben (Garnelen)
2 große Zwiebeln
2 saure Äpfel
Olivenöl
Meersalz
Curry
Kümmelpulver

1. Zwiebeln im Olivenöl mit Kümmel, Salz und Curry glasig werden lassen.
2. Äpfel mit Schalen klein schneiden und dazu geben, leicht anbraten, dann mit Wasser aufgießen.
3. Krabben in der trockenen Pfanne knusprig braten.
4. Erst vor dem Servieren die Krabben auf die Teller geben.

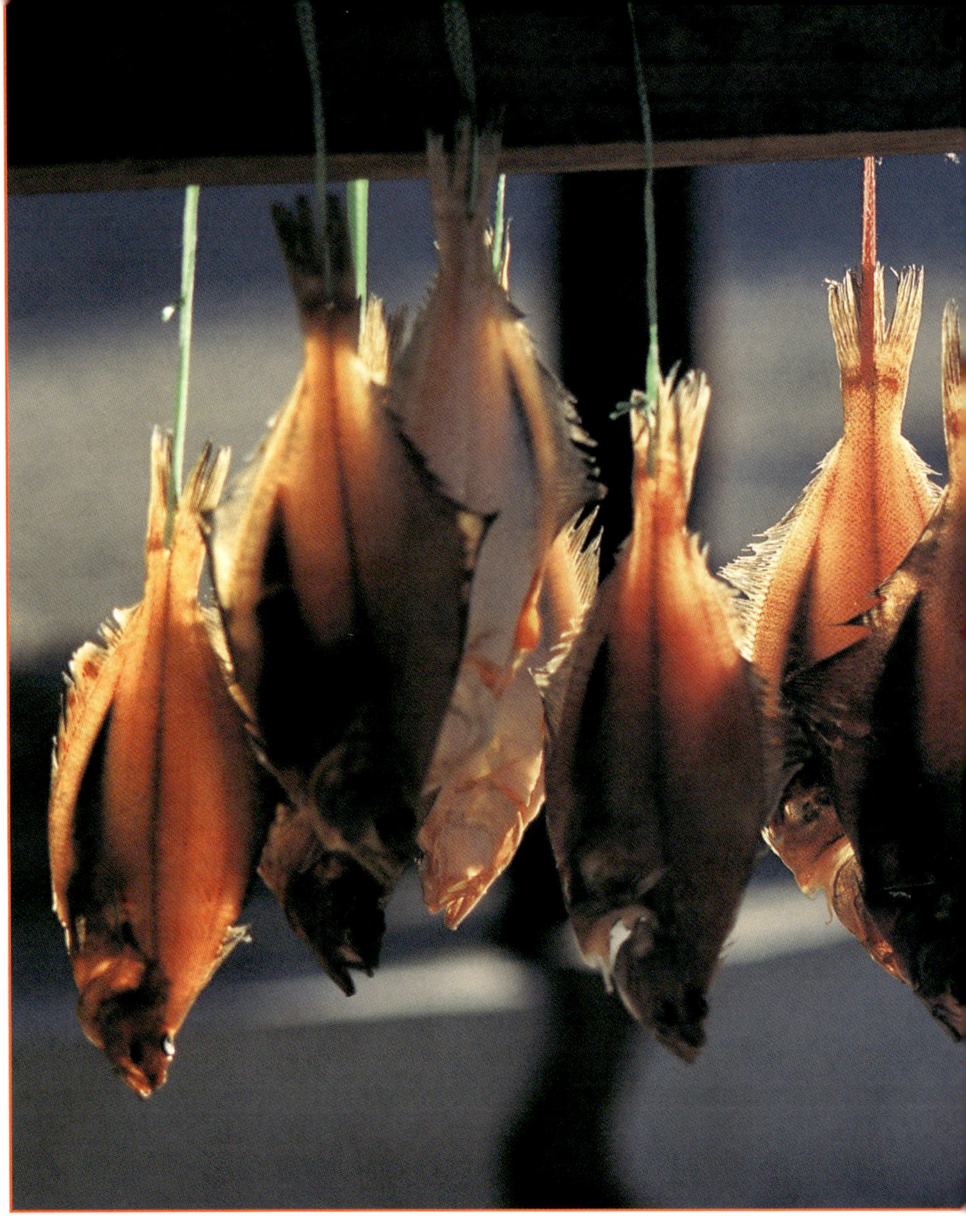

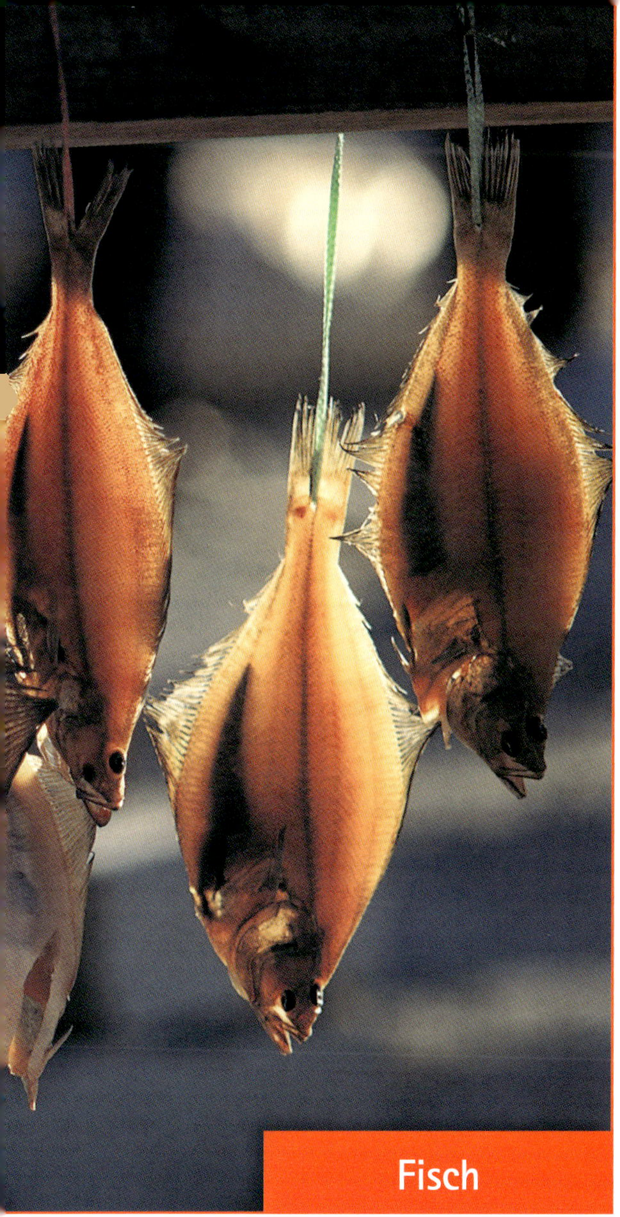

Lachs-Lauch-Ragout

- ... g Lachsfilet aus der Dose (im eigenen Saft)
- ... g Lauch
- 2 Scheiben Roggenknäckebrot
- Olivenöl
- Meersalz
- Curry

1. Lauch waschen und schneiden.
2. Olivenöl erhitzen, Curry, Lauch und Meersalz anbraten.
3. Lachs mit der Gabel zerkleinern.
4. Alles kräftig erhitzen und vor dem Servieren das Knäckebrot darüber bröseln.

Kabeljau mit süßem Salat

- ... g geräucherter Kabeljau
- ... g grüner Salat
- 1 Orange
- 1 Apfel
- Apfelessig
- Agavendicksaft (oder Fruchtsüße)

1. Essig und Agavendicksaft verrühren.
2. Apfel mit Schale und Orange in kleine Stücke schneiden und dazu geben.
3. Salat waschen und rupfen und mit dem Obst vermengen.
4. Salat neben den Kabeljau drapieren.

Eine gute Mahlzeit für unterwegs!

Knoblauch-Forelle

... g ganze Forelle
... g Salat
1 Möhre
Knoblauch
Meersalz
Pfeffer
Kräutersalz
Balsamico-Essig
Olivenöl mit Limone

1. Forelle gründlich waschen und abtupfen.
2. Auf beiden Seiten mehrfach einschneiden, kräftig salzen und pfeffern.
3. Knoblauch schälen, schneiden und in die Einschnitte geben.
4. Fisch in Alufolie (in Asien werden dafür Bananenblätter verwendet) einwickeln und auf den Grill legen.
5. Aus Balsamico, Öl, Kräutersalz und Pfeffer eine Marinade erstellen und die Möhre hineinraspeln, kräftig verrühren.
6. Salat waschen und klein rupfen, zu der Marinade geben und vermengen.

Geräucherte Forelle an Kartoffelsalat

... g geräucherte Forelle
... g Kartoffeln
... g Avocado
1 dicke Möhre
saure Gurken
Zitrone
Meerrettich
Sesamöl
Balsamico-Essig
Kräutersalz
Pfeffer
frischer Dill

1. Kartoffeln mit Schale in Salzwasser ca. 40 Minuten kochen.
2. Meerrettich reiben.
3. Weiche Avocado vom Kern befreien und mit dem Löffel aushöhlen.
4. Avocado mit einer Gabel zerquetschen und mit Zitronensaft und Meerrettich vermengen.
5. Möhre schälen und raspeln, unterrühren.
6. Gurken klein schneiden und zu der Masse geben.
7. Mit Wasser, Balsamico, Öl, Kräutersalz und Pfeffer zu einer leckeren Sauce verrühren.
8. Kartoffeln pellen, klein schneiden und zur Sauce geben.
9. Forelle mit frischem Dill bestreuen, den Kartoffelsalat dazu reichen.

Seelachs im Krautwickel

...g Seelachs
...g Kraut (z. B. Wirsing, Weißkohl, Rotkohl)
Zitrone
Olivenöl
Meersalz
Pfeffer

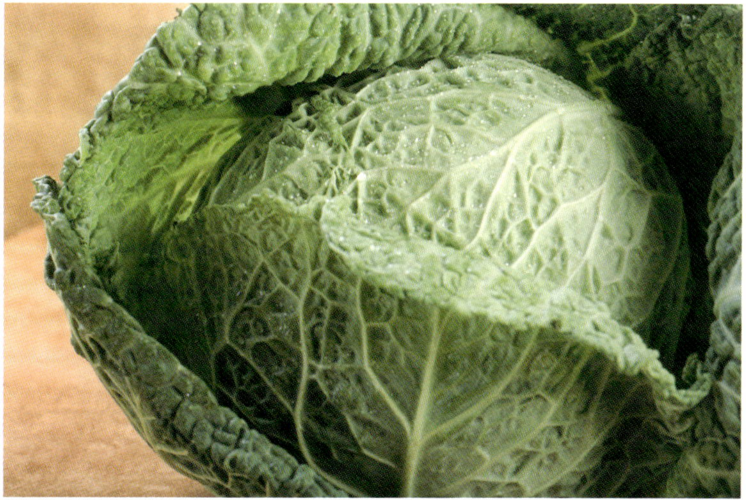

1. Kohlblätter in Salzwasser kurz kochen, dann sind sie elastischer.
2. Seelachs auf ein großes Kohlblatt legen, mit Zitronensaft beträufeln, mit Salz und Pfeffer von beiden Seiten würzen.
3. Bei kleineren Blättern noch ein zweites verwenden, den Fisch darin einwickeln und ggf. mit einem Band umwickeln.
4. Die Wickel im heißen Olivenöl kräftig anbraten.

Schweinelende mit rotem Salat

- ... g Schweinelende
- 2 mittlere Möhren
- 1 apfelgroße Rote Bete
- 1 Apfel
- eine Handvoll Walnüsse
- Olivenöl
- Olivenöl mit Limone
- Meersalz
- Pfeffer

1. Geschältes Gemüse sowie den Apfel in der Küchenmaschine klein raspeln, mit einem Schuss Olivenöl mit Limone kräftig verrühren.
2. Fleisch mit Pfeffer und Salz gut würzen und im heißen Olivenöl durchbraten.
3. Zum Servieren ein paar Walnüsse auf den Salat geben.

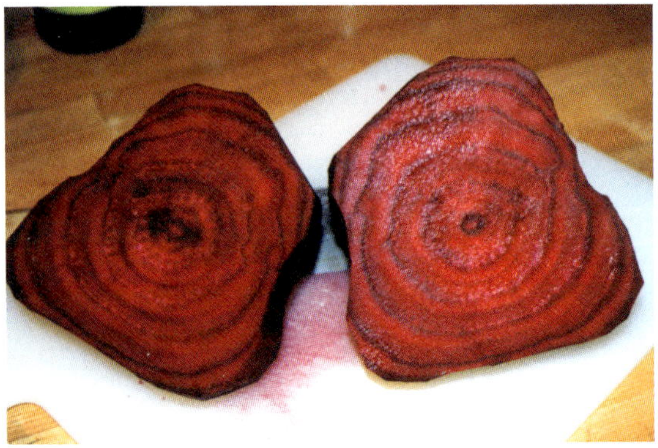

Rehrücken klassisch

- ... g Rehrücken
- ... g Rotkohl
- ... g Kartoffeln
- 1 dicke Möhre
- ½ Sellerie-Knolle
- 1 Zwiebel
- 1 Apfel
- 1 Birne
- Preiselbeeraufstrich
- Sesamöl
- Meersalz
- Pfeffer
- Thymian
- Rotwein

1. Fleisch kräftig mit Salz, Pfeffer und Thymian würzen und im Bratentopf zusammen mit der Möhre und dem Sellerie ca. drei Stunden braten, dabei immer wieder mit Rotwein übergießen. Für die letzten 15 Minuten die geschälte, halbierte Birne dazu geben.
2. Kartoffeln mit Schale ca. 40 Minuten kochen.
3. Rotkohl in Streifen schneiden, Apfel mit Schale klein schneiden.
4. Zwiebel in Sesamöl glasig werden lassen, den Kohl dazu geben, leicht anbraten, den Apfel mitbraten; ggf. mit Wasser ablöschen.
5. Fleisch und die Birne auf eine angewärmte Platte legen, die Preiselbeeren in die Birne geben.
6. Alles Restliche im Bratentopf als Sauce pürieren.

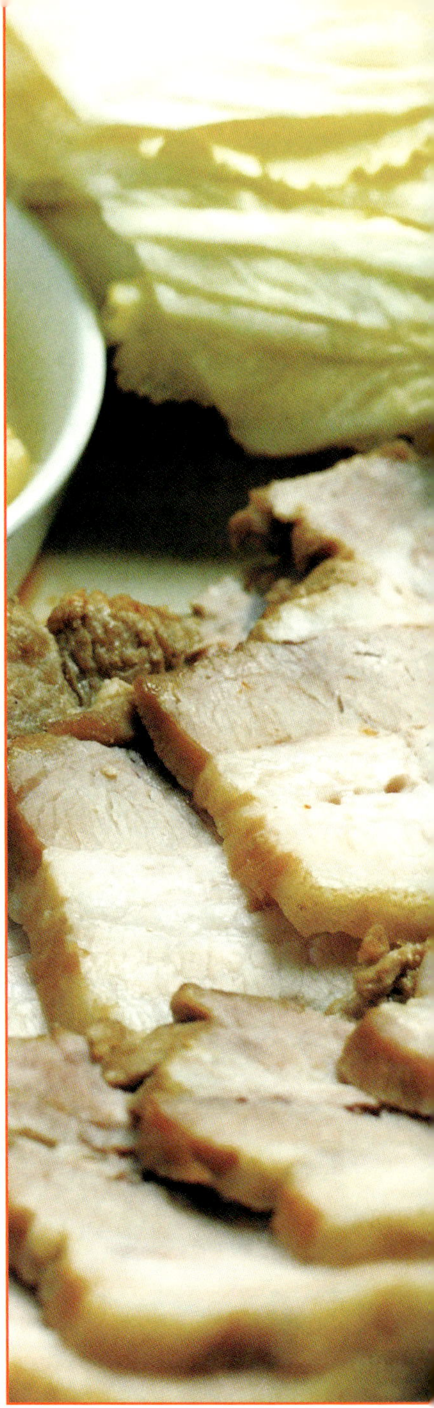

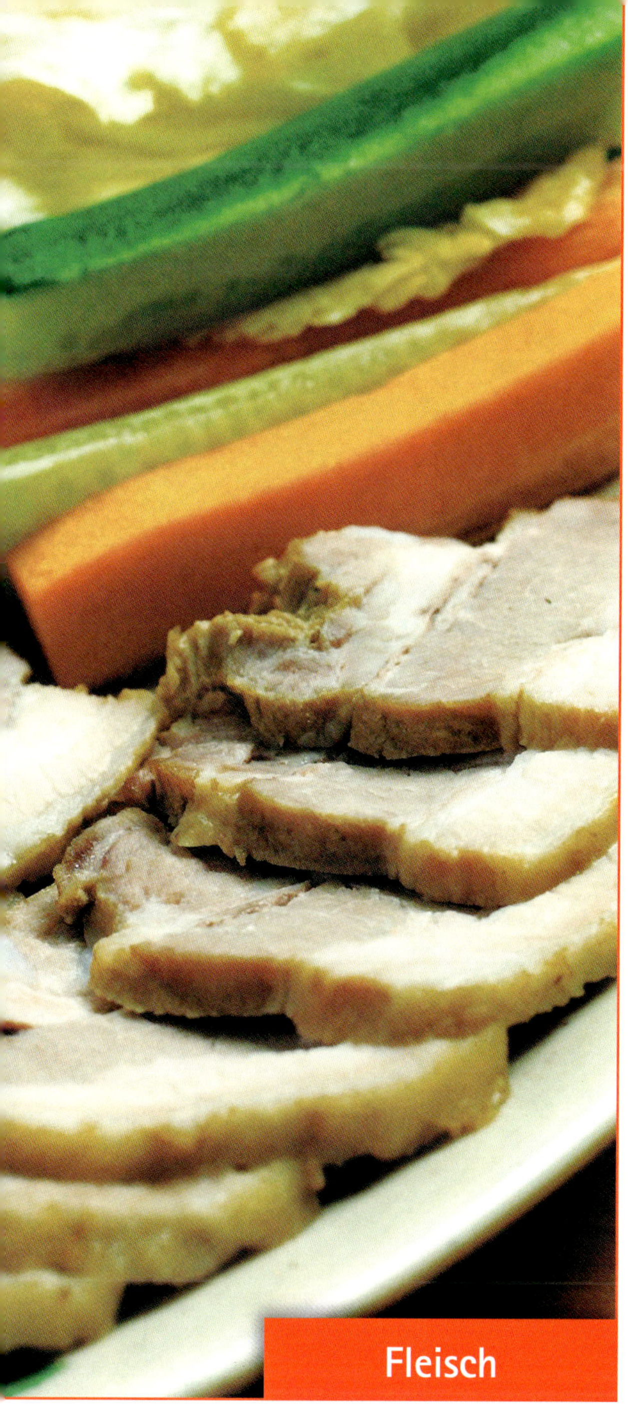

Schinken-Gemüse-Gericht

- ... g gekochter Schinken
- ... g Wintergemüse (z. B. Lauch, Möhren, Sellerie, Wirsing)
- 2 Scheiben Pumpernickel
- Olivenöl
- Kräutersalz
- Pfeffer

1. Gemüse putzen, klein schneiden und im Olivenöl mit den Gewürzen anbraten.
2. Schinken in Würfel schneiden und mit dem Gemüse vermengen.
3. Alles in eine Auflaufform geben, mit Pumpernickel abdecken und für ca. 15 Minuten backen.

Rinder-Gulasch

- ... g Rinder-Gulasch
- ... g Wintergemüse (z. B. Lauch, Möhren, Sellerie, Wirsing)
- ... g Kartoffeln
- Olivenöl
- Meersalz
- Pfeffer
- gemahlener Kümmel

1. Rindfleisch gut mit Salz und Pfeffer würzen.
2. Kartoffeln mit Schale im Salzwasser ca. 40 Minuten gar kochen.
3. Gemüse putzen und klein schneiden, Lauch mit Salz und Kümmel anbraten.
4. Fleisch dazu geben und goldbraun braten.
5. Gemüse hinzufügen und garen lassen, ggf. etwas Wasser, damit es nicht anbrennt.
6. Fleisch herausnehmen, das Gemüse pürieren, ggf. noch mehr Wasser hinzugeben, damit es eine sämige Sauce wird.
7. Gulasch in die Sauce geben und zu den Kartoffeln servieren.

Dazu schmeckt ein frischer Salat.

Curry-Huhn indisch

... g Hähnchenbrustfilet
... g buntes Gemüse (z. B. Zucchini, Möhren, Kohlrabi, Lauch)
1 Glas Apfelmangomark
Kokosmilch
Kokos-Chips
ggf. Basmatireis
Olivenöl
Curry
Meersalz

1. Kokos-Chips in der trockenen Pfanne (oder Wok) goldbraun rösten, in einer Schale aufbewahren.
2. Olivenöl mit Curry erhitzen.
3. Hähnchenfilet, in Streifen geschnitten, in dem Öl anbraten.
4. Das ganz klein geschnittene Gemüse mit dazu geben, würzen und ca. 10 Minuten garen lassen.
5. Kokosmilch unterrühren.
6. Apfelmangomark dazugeben.
7. Mit Meersalz oder Sojasauce abschmecken.

Dazu schmeckt Basmatireis.

Fasan süß-sauer

... g Fasanenfleisch
... g buntes Gemüse (z. B. Lauch, Möhre, Kohlrabi, Zucchini)
1 saurer Apfel
Zitrone
Rosinen
Kräutersalz
Pfeffer

1. Gemüse putzen und klein schneiden, würzen und in den gewässerten Römertopf geben.
2. Apfel mit Schale in Stücke schneiden und dazu geben.
3. Eine Handvoll Rosinen darüber streuen.
4. Fasanenfleisch gut mit Pfeffer und Salz würzen, auf das Gemüse legen und alles mit Zitronensaft beträufeln.
5. Etwas Wasser dazu geben und alles bei 190 °C ca. 40 Minuten braten.

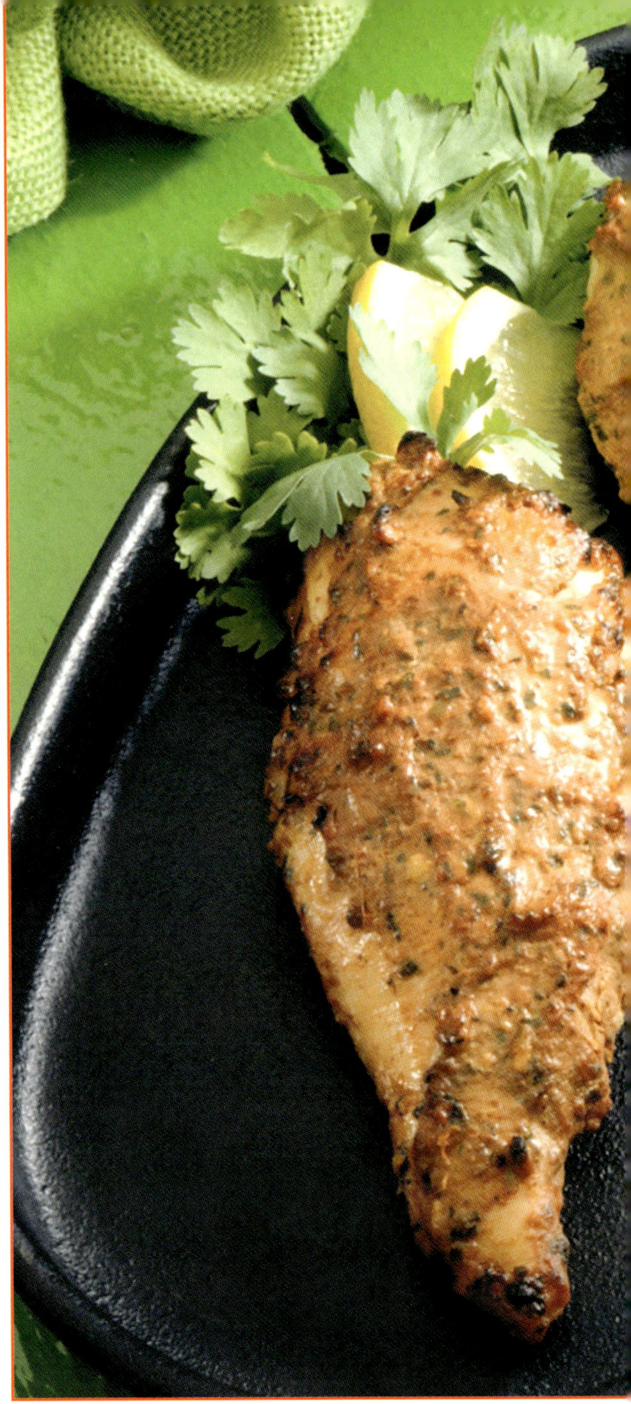

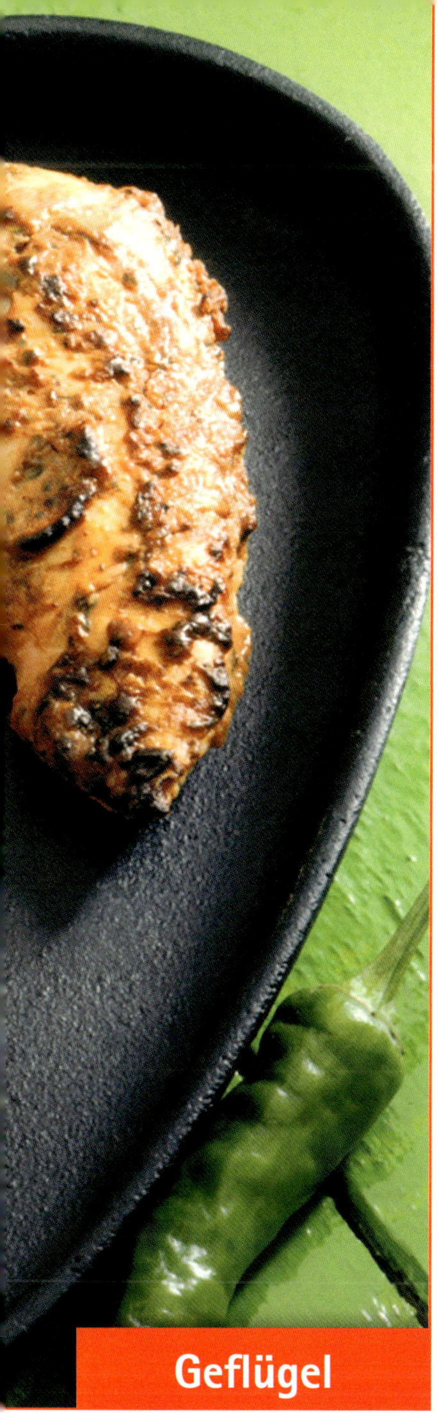

Putenbrust-Salat

… g Putenbrust
… g grüner Salat
1 Möhre
Olivenöl
Olivenöl mit Limone
Balsamico-Essig
Kräutersalz
Pfeffer

1. Putenbrust in Streifen schneiden, gut würzen und im Olivenöl anbraten.
2. Aus Balsamico, Olivenöl mit Limone, Kräutersalz und Pfeffer eine Marinade erstellen.
3. Möhre reiben und kräftig unter die Marinade rühren.
4. Salat waschen und rupfen, zu der Marinade geben und unterheben.
5. Kurz vor dem Servieren Putenbruststreifen über den Salat legen.

Entenbrust im Sesam-Mantel

… g Entenbrust
… g Wintergemüse
(z. B. Lauch, Möhren, Kohl)
Sesam
Olivenöl
Meersalz
Kräutersalz
Pfeffer

1. Entenbrust gut mit Pfeffer und Salz würzen, anschließend mit reichlich Sesam bestreuen und andrücken.
2. Gemüse putzen und klein schneiden.
3. Entenbrust in Olivenöl anbraten, aus der Pfanne nehmen, warm stellen und Gemüse im selben Öl mit Gewürzen braten.
4. Entenfleisch auf dem Gemüse servieren.

Dazu schmeckt Vollkornreis.

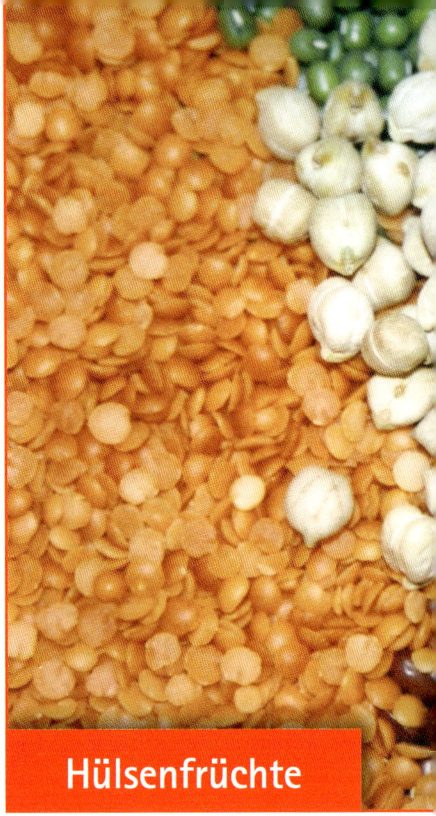

Kichererbsen mit Algen

- … g Kichererbsen
- 1 Handvoll Arame-Algen
- 1 Zwiebel
- ½ Tasse Sojasauce
- Olivenöl

1. Kichererbsen über Nacht einweichen lassen, mit frischem Wasser und Salz ca. 2 Stunden kochen lassen.
2. Geschnittene Zwiebel in etwas Olivenöl glasig werden lassen.
3. Algen zu den Zwiebeln geben und kurz anbraten.
4. Mit einer Tasse Sojasauce und Wasser halb und halb ablöschen.
5. Etwa 10 Minuten mit geschlossenem Deckel garen, dann die Restflüssigkeit »wegpröppeln« lassen.
6. Algen mit den Kichererbsen mischen, mit Petersilie bestreuen.

Dazu passt frischer Salat, z. B. Eisbergsalat in Möhrendressing.

Adzukibohnen zu Wokgemüse

- … g Adzukibohnen
- … g buntes Gemüse (z. B. Möhren, Lauch, Champignon, Kohlrabi)
- haselnussgroßes Stück Ingwerwurzel
- Olivenöl
- Meersalz
- Pfeffer
- Chili

1. Adzukibohnen über Nacht einweichen und mit frischem Wasser und Salz ca. 1 Stunde kochen.
2. Gemüse putzen und in kleine Stücke schneiden.
3. Die ganz klein geschnittenen Ingwerstücke mit dem Lauch im Olivenöl im Wok anbraten, dann nach und nach die anderen Gemüse mit Würze hinzugeben.
4. Bohnen kurz vor Ende zu dem Gemüse geben.

Schmeckt lecker zu Vollkornreis; mit Stäbchen zu essen.

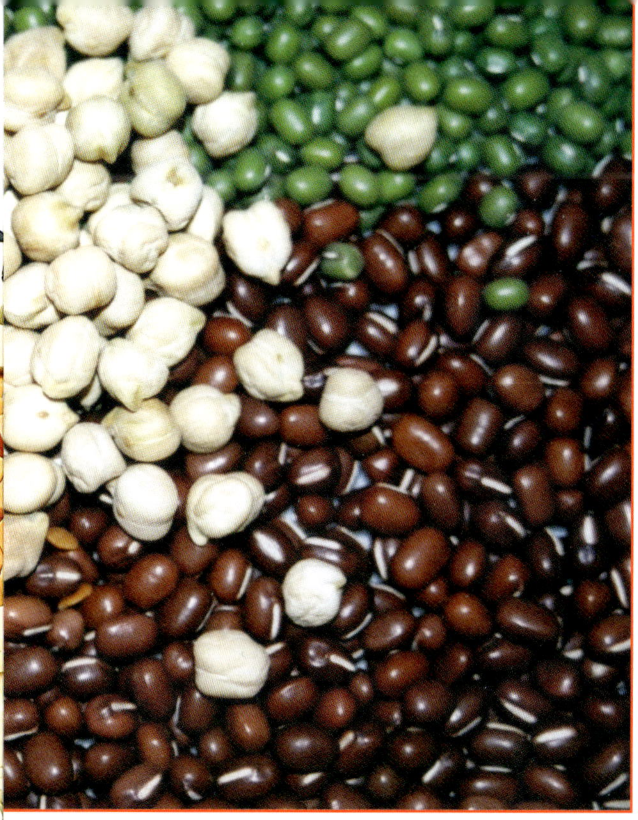

Linsenküchlein

...g gekochte Linsen
...g buntes Gemüse (z. B. Möhren, Lauch, Kohlrabi)
Buchweizenschrot
Meersalz
Pfeffer

1. Linsen über Nacht einweichen lassen, ca. 45 Minuten in frischem Salzwasser gar kochen.
2. Gemüse putzen und klein raspeln, unter die Linsen rühren und gut würzen.
3. Buchweizenschrot nach und nach hineinkneten, bis die Masse sich bindet.
4. Handtellergroße Fladen, ca. 5 mm dick, auf ein Backblech mit Backpapier geben und ca. 30 Minuten backen.

Dazu schmeckt bunter frischer Salat.

Bohnensalat

...g Bohnen
...g Sommergemüse (z. B. Gurke, Paprika, Tomaten, Kopfsalat)
Olivenöl
Balsamico-Essig
Kräutersalz
Pfeffer
frische Gartenkräuter

1. Bohnen über Nacht einweichen, mit frischem Wasser und Salz ca. 1 Stunde kochen und abkühlen lassen.
2. Gemüse putzen und klein schneiden.
3. Aus Olivenöl, Balsamico, Salz, Pfeffer und Kräutern eine Marinade erstellen.
4. Bohnen, Gemüse und Marinade gut vermischen.

Eine gute Mahlzeit zum Mitnehmen. Hier sind alle Bohnensorten möglich, aber auch Kichererbsen, die jedoch 2 Stunden kochen.

Kürbissuppe mit Joghurtdip

- ... g Naturjoghurt
- ... g Asien-Gemüse (z. B. Hokkaido-Kürbis, Möhren, Rote Bete)
- Arame-Algen
- Zwiebel
- Ingwerwurzel
- Olivenöl
- Meersalz
- Sojasauce
- frische Gartenkräuter

1. Hokkaido-Kürbis halbieren, Kerne entfernen und mit der Schale in Streifen, dann Stücke schneiden.

2. Möhren und Rote Bete putzen und klein schneiden.

3. Ein walnussgroßes Stück Ingwer schälen, die Hälfte in dünne Scheiben schneiden und zusammen mit dem Gemüse, Salz und reichlich Wasser im Schnellkochtopf ca. 20 Minuten garen lassen.

4. Restlichen Ingwer klein würfeln und mit der geschnittenen Zwiebel in Olivenöl anbraten.

5. Eine Handvoll Arame-Algen dazu geben, kurz anbraten, dann mit einer Mischung aus 1/2 Tasse Sojasauce, 1/2 Tasse Wasser aufgießen.

6. 5 Minuten köcheln lassen, dann ohne Deckel die Flüssigkeit einkochen lassen.

7. Suppe pürieren, Algenmasse anschließend dazu geben.

8. Gartenkräuter klein hacken und mit Naturjoghurt verrühren.

9. Einen Klecks Joghurtdip auf dem Teller in die Suppe geben.

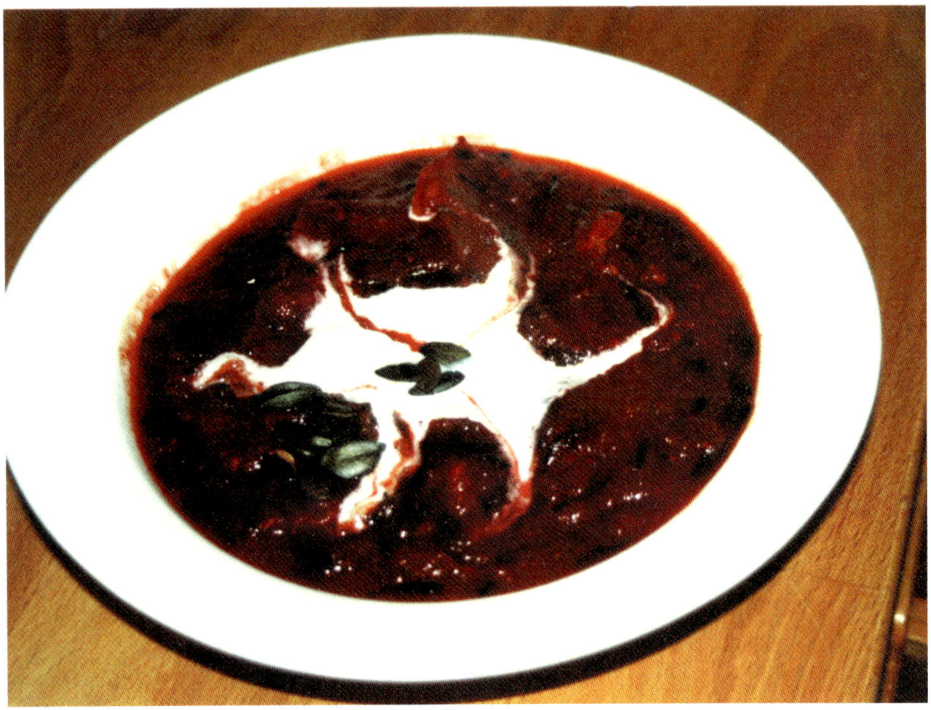

Zucchini-Birnen-Gemüse

...g Räucherkäse
(z. B. Frankendammer)
...g Zucchini
1 kleine Möhre für die Farbe
2 harte Birnen
Zwiebel
Olivenöl
Kräutersalz
Curry

1. Zum Olivenöl in der Pfanne reichlich Curry geben und die Zwiebel darin glasig werden lassen.
2. Klein geschnittene Zucchini und Möhre dazugeben und anbraten und würzen.
3. Masse in eine Auflaufform geben und die ungeschälten Birnenstücke darüber legen.
4. Mit dem Käse abdecken.
5. Das Ganze ca. 15 Minuten im Backofen bei 190 °C schmelzen lassen.
6. Mit frischen Gartenkräutern (z. B. Kapuzinerkresse) servieren.

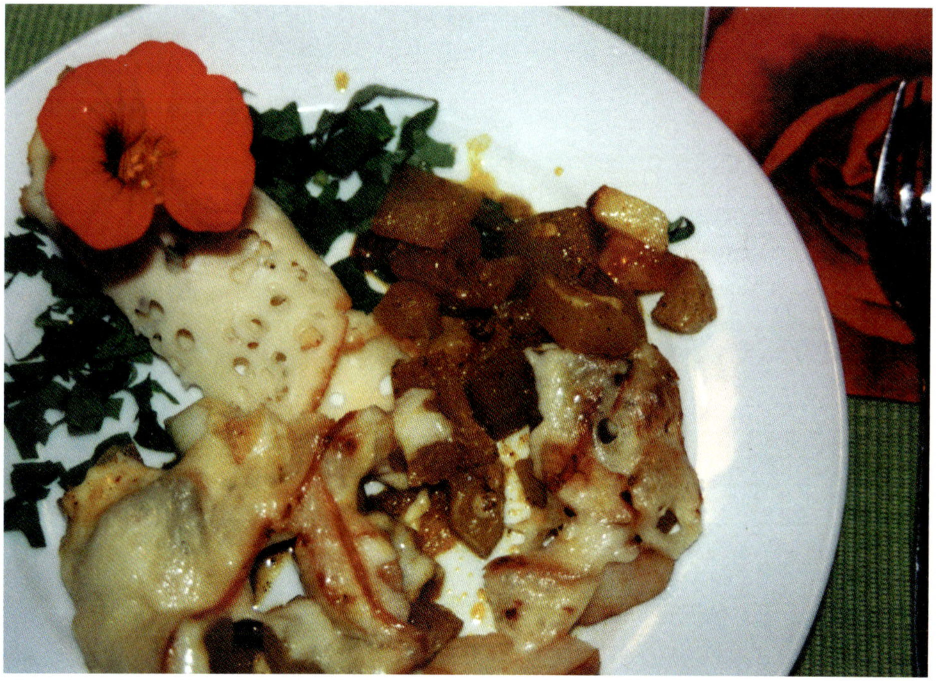

Grünkohl mit Sonnenblumenkernen

...g Grünkohl
5 TL Sonnenblumenkerne (pro Person)
3 mittlere Möhren
1 Zwiebel
Olivenöl
Pfeffer
Meersalz
gemahlener Kümmel

1. Olivenöl erhitzen, die Zwiebel mit dem Kümmel glasig werden lassen.
2. Die in Scheiben geschnittenen Möhren dazu geben, mit reichlich frisch gemahlenem Pfeffer würzen und leicht anbraten lassen.
3. Den gezupften und gewaschenen Grünkohl dazu geben, mit etwas Wasser den Kohl ca. 20 Minuten gar kochen.
4. Sonnenblumenkerne in der trockenen Pfanne anrösten und vor dem Servieren über den Grünkohl geben.

Sonnenbutter

125 g Sonnenblumenkerne
1 Stück Butter
8 EL Sojasauce

1. Sonnenblumenkerne in der trockenen Pfanne rösten, bis sie goldbraun sind.
2. Die heißen Kerne in eine Schüssel geben, mit der Sojasauce ablöschen und gut verrühren. Die heißen Kerne nehmen die Sauce gut auf.
3. Alles erkalten lassen und mit der zimmerwarmen Butter vermengen.

Tipp: *Eine Stunde vor dem Servieren aus dem Kühlschrank nehmen.*

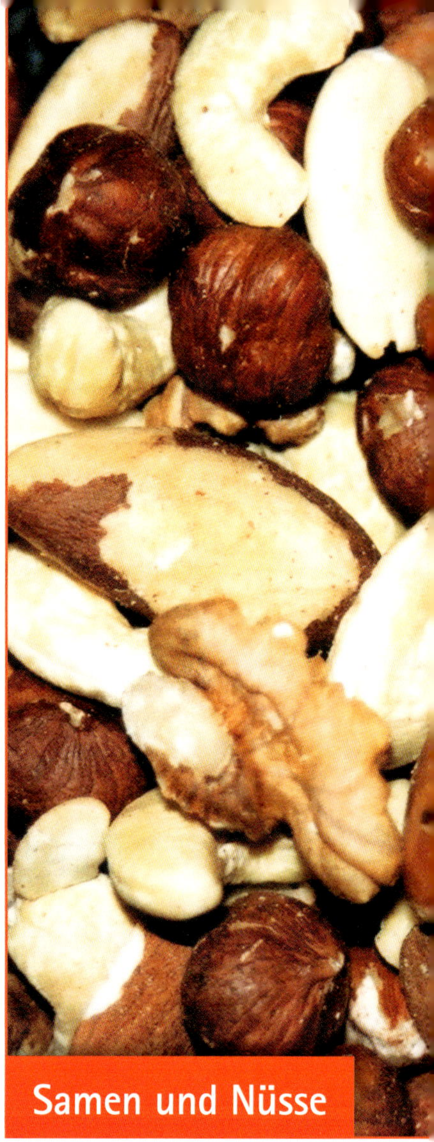

Samen und Nüsse

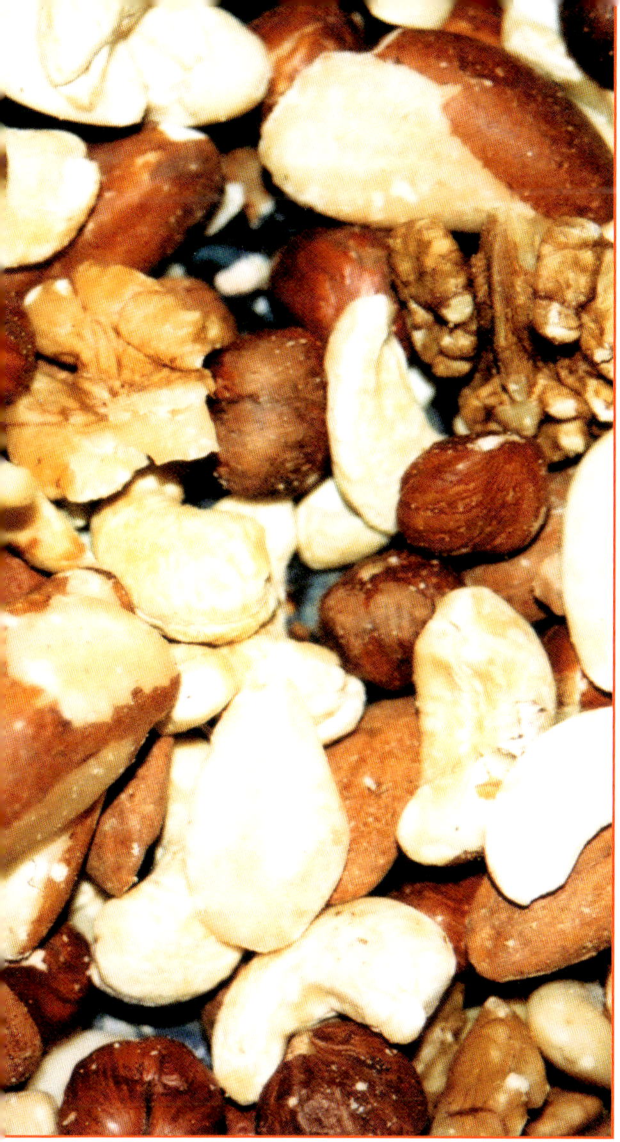

Cashew-Kerne auf Wokgemüse

... g Cashew-Kerne
... g Asien-Gemüse
(z. B. Lauch, Möhren, Zuckererbsen, Bambussprossen)
Ingwerwurzel
Olivenöl
Kräutersalz
Pfeffer

1. Gemüse putzen und sehr klein schneiden.
2. Haselnussgroßes Ingwerstück schälen und in ganz kleine Würfel schneiden.
3. Olivenöl in der Pfanne erhitzen, Ingwer und Lauch als erstes anbraten.
4. Restliches Gemüse nach und nach dazu geben.
5. Cashew-Kerne in der trockenen Pfanne rösten und vor dem Servieren darüber streuen.

Dazu schmeckt Basmatireis.

Rosenkohl mit Buttermandeln

... g Mandelblätter
... g Rosenkohl
100 g Butter
Roggenvollkornbrot
Meersalz

1. Rosenkohl putzen und im Salzwasser ca. 20 Minuten gar kochen.
2. Mandelscheiben in der trockenen Pfanne goldbraun rösten, die Butter darin schmelzen lassen.
3. Mandeln über den Rosenkohl streuen.
4. Roggenbrot toasten und dazu geben.

Pilzpfanne mit Nori

...g Austernpilze
...g Champignons
2 Shiitakepilze
1 kleine Lauchstange
1 mittlere Möhre
1 Nori-Algenblatt
Olivenöl
Pfeffer
Meersalz
Chili

1. Porree und Möhren putzen und klein schneiden.
2. Im Olivenöl mit Salz, Pfeffer und Chili anbraten.
3. Pilze putzen und klein schneiden, mit reichlich Pfeffer zu dem Gemüse geben und garen lassen.
4. Zum Schluss das Algenblatt in kleine Stücke zupfen und auf die Masse legen.
5. Mit geschlossenem Deckel etwa 5 Minuten nachgaren.
6. Frische Gartenkräuter vor dem Servieren aufstreuen.

Sehr lecker zu Dinkelspirelli!

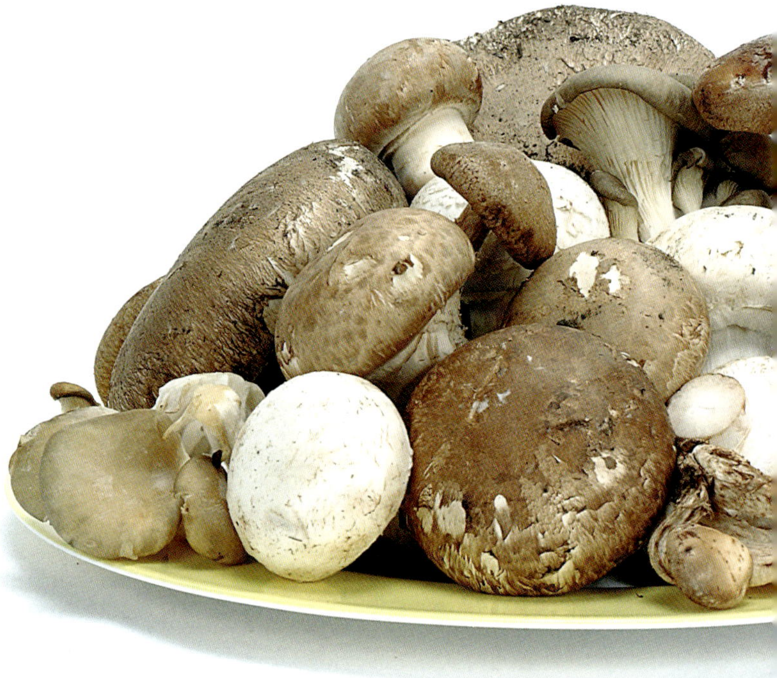

Pilze

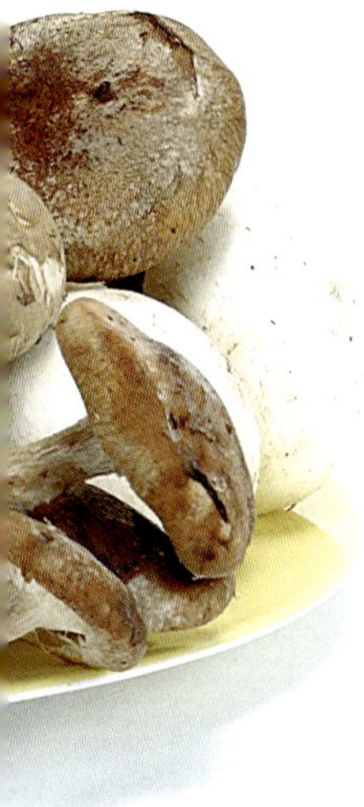

Austernpilze mit Wokgemüse

... g Austernpilze
... g Zucchini, Möhren, Kohlrabi, Lauch
Olivenöl
Kräutersalz
Pfeffer
Ingwer
Chili

1. Austernpilze und Gemüse waschen und in kleine Stücke schneiden.
2. Den ganz klein geschnittenen Ingwer zusammen mit dem Lauch im Wok mit Ölivenöl anbraten.
3. Pilze und das restliche Gemüse dazu geben und ca. 10 Minuten garen lassen.
3. Mit den Gewürzen abschmecken.
4. Auf Teller geben und mit frischen Gartenkräutern garnieren.

Tipp: *Härteres Gemüse, wie Möhren und Kohlrabi, streichholzgroß schneiden, verringert die Garzeit.*

Austernpilze auf Zitronenreis

... g Austernpilze
... g Sommergemüse (z. B. Frühlingszwiebeln, Zucchini, Paprika)
Basmatireis
Zitrone
Olivenöl
Kräutersalz
Pfeffer
frische Gartenkräuter

1. Basmatireis zusammen mit Salz, Zitronensaft und geraspelter Zitronenschale ca. 15 Minuten kochen.
2. Austernpilze putzen und klein schneiden.
3. Gemüse putzen, klein schneiden und mit den Gewürzen im Dämpfeinsatz garen.
4. Pilze im Olivenöl anbraten.
5. Reis und Gemüse auf den Teller geben, Austernpilze darauf legen, alles mit frischen Gartenkräutern servieren.

Gefüllte Champignons

... g Champignons
... g buntes Sommergemüse (z. B. Paprika, Zucchini, Tomaten)
1 Tasse Buchweizen
1 Zwiebel
geriebener Käse
Olivenöl
Meersalz
Pfeffer
Oregano

1. Buchweizen mit Wasser (1:2) und Salz 20 Minuten kochen.
2. Gemüse putzen und klein schneiden.
3. Zwiebel in Olivenöl glasig werden lassen, das Gemüse je nach Garungszeit dazu geben.
4. Champignons putzen und den Stiel entfernen, diesen klein geschnitten zu dem Gemüse geben und garen.
5. Champignons auf ein Backblech geben und mit Salz und Pfeffer würzen.
6. Buchweizen mit dem Gemüse vermischen, die Masse in die Pilze füllen und mit dem Käse bestreuen.
7. Bei 190 °C ca. 15 Minuten backen.

Ein leckerer Party-Happen!

Schafskäse-Salat mit Mango

- …g Schafskäse
- …g Salat (z. B. Blattsalat, Feldsalat, Chinakohl)
- …g Mango
- Balsamico-Essig
- Olivenöl mit Limone
- Meersalz
- Pfeffer

1. Aus dem Öl, Balsamico, Salz und Pfeffer eine Marinade erstellen.
2. Mango schälen und in kleine Stücke schneiden, Saft zur Marinade verwenden.
3. Schafskäse in kleine Würfel schneiden und dazu geben.
4. Salat waschen und rupfen und mit dem Rest gut vermengen.

Sehr gut zum Mitnehmen, den Salat dann aber erst kurz vor dem Verzehr unterheben.

Ziegenrolle im Teigmantel

- …g Ziegenrolle
- …g Mediterranes Gemüse (z. B. Zucchini, Paprika, Aubergine)
- Roggenmehl
- Sesam
- Meersalz
- Thymian
- Pfeffer
- Chili

1. Aus Roggenmehl, einer Handvoll Sesam, Wasser, Salz und wenig Chili einen Teig kneten.
2. Je nach Portionierung Teigkugeln dünn ausrollen.
3. Ziegenrolle in Scheiben schneiden und auf den Teig legen.
4. Darauf das Gemüse mit Gewürzen, den Teig um die Füllung heben und oben zusammendrücken.
5. Alles für ca. 25 Minuten in den Backofen.

Ein Partyknüller!

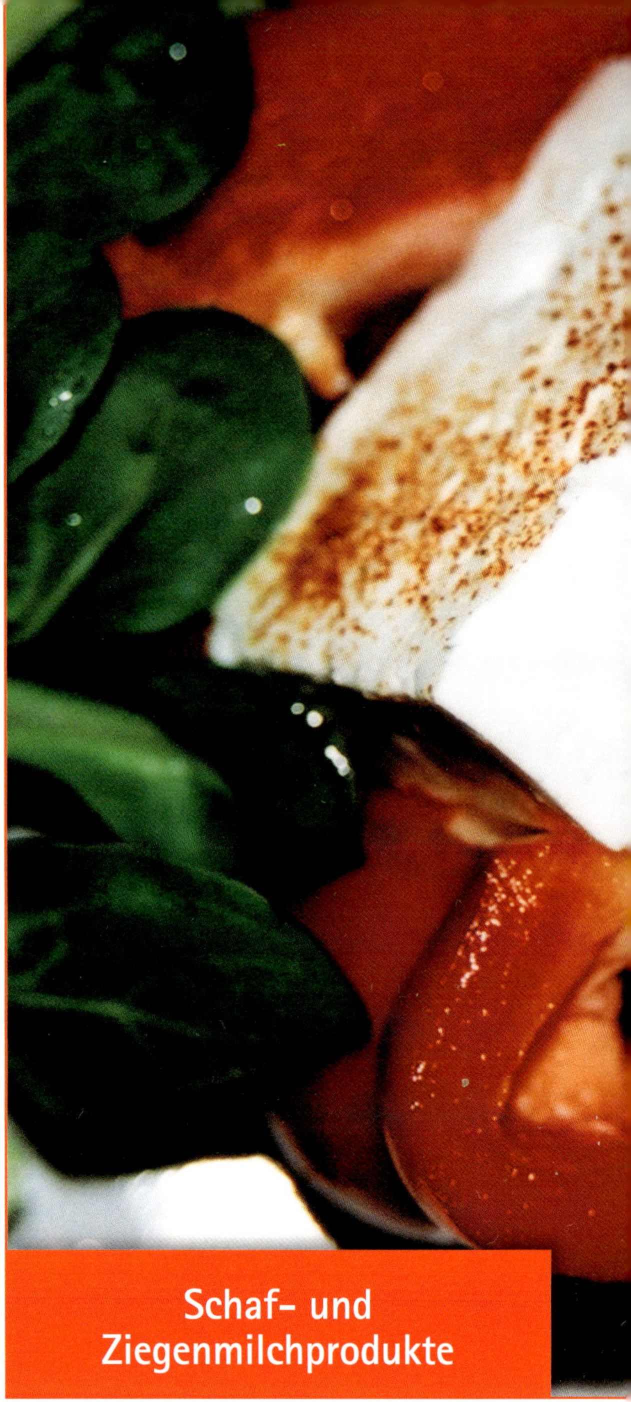

Schaf- und Ziegenmilchprodukte

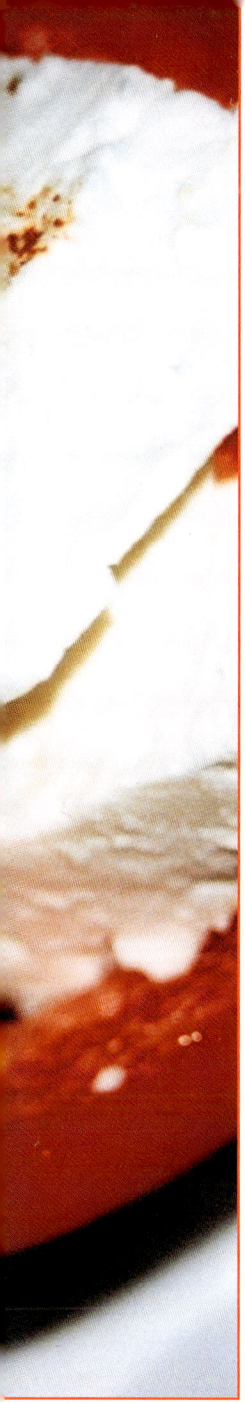

Apfel-Zwiebel-Suppe mit gebackenem Schafskäse

... g Schafskäse (Feta)
2 große Zwiebeln
2 saure Äpfel
Olivenöl
Meersalz
Curry
Kümmelpulver

1. Zwiebeln im Olivenöl mit Kümmel, Salz und Curry glasig werden lassen.
2. Äpfel mit Schalen klein schneiden und dazu geben, leicht anbraten, dann mit Wasser aufgießen.
3. Schafskäse in eine kleine Auflaufform geben, mit etwas Curry bestreuen und 15 Minuten im Backofen backen.
4. Vor dem Servieren den Käse auf die Suppe auf jeden Teller legen.

Gebackener Kürbis mit Schafskäse und Krautsalat

... g Schafskäse
... g Hokkaido-Kürbis
½ Kopf Weißkohl
1 Zitrone
Petersilie
Sojasauce
Salz
Chili
Fruchtsüße

1. Kürbis halbieren, von den Kernen befreien (geht gut mit einem Esslöffel) und in etwa 2 cm dicke Spalten mit Schale schneiden.
2. Sojasauce 1:1 mit Wasser mischen und mit den Kürbisspalten in eine Auflaufform geben.
3. Schafskäse in Platten schneiden, mit Chili würzen und in eine zweite Auflaufform legen.
4. Beides ca. 30 Minuten im Backofen bei 190 °C garen.
5. Weißkohl mit der Küchenmaschine klein raspeln und salzen.
6. Mit dem Krautstampfer kräftig stampfen, bis Flüssigkeit austritt.
7. Saft der Zitrone, einen EL Fruchtsüße, etwas Wasser gut mischen und unterheben.
8. Alles auf Teller geben und mit frischen Gartenkräutern servieren.

Knusperle mit Ziegenkäse-Paprika-Dip

Roggenmehl
Olivenöl (1 EL auf 100g Mehl)
Sesam
Salz
Chili
1 Becher Ziegenfrischkäse
½ rote Paprika
½ gelbe Paprika
frischer Basilikum
Meersalz

1. Roggenmehl, Wasser, Sesam, Olivenöl, Salz und Chili zu einem Teig kneten.
2. Walnussgroße Kugeln ganz flach ausrollen und im Backofen bei 150 °C ca. 15 Minuten knusprig backen.
3. Paprika in ganz kleine Stücke schneiden, Basilikum hacken.
4. Alles in den Ziegenkäse rühren und mit Meersalz abschmecken.
5. Entweder mit den Knusperle in die Ziegenkäse-Masse dippen oder dick damit bestreichen.

Misosuppe

... g Tofu
... g buntes Gemüse (z. B. Lauch, Möhren, Brokkoli, Sellerie, Kohl)
1 EL Wakame-Algen
Olivenöl
Gersten-Miso

Miso sind fermentierte Sojabohnen. Die verdauungsfördernde Wirkung wird durch das Kochen vermindert.

1. Gemüse putzen und klein schneiden.
2. Lauch in wenig Olivenöl anbraten und mit Wasser ablöschen.
3. Alles Gemüse sowie den gewürfelten Tofu und die Algen hinzu geben.
4. So lange köcheln lassen, bis das Gemüse gar ist.
5. Einen EL Miso mit etwas Suppenflüssigkeit anrühren und erst nach dem Kochen in die Suppe rühren.

Tipp: *Diese japanische Heilsuppe wirkt ähnlich wie die gute alte Hühnersuppe (von Oma gekocht).*

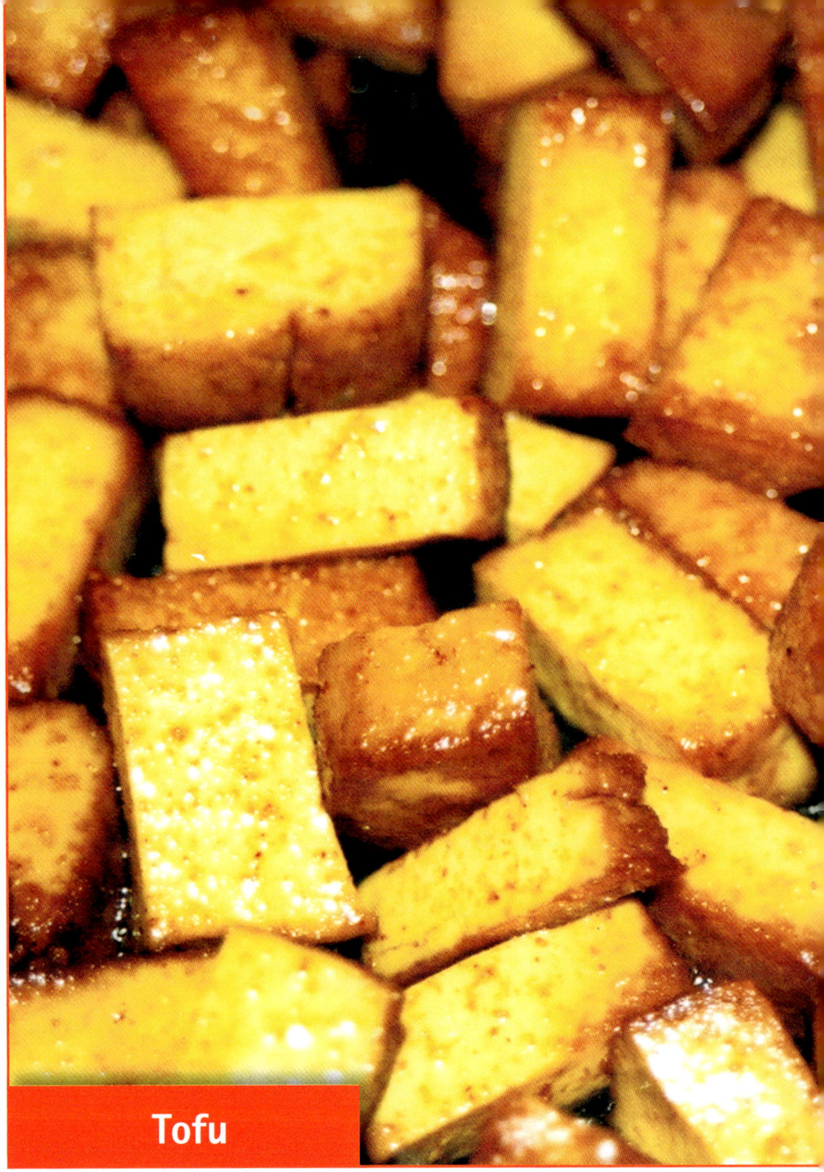

Tofu

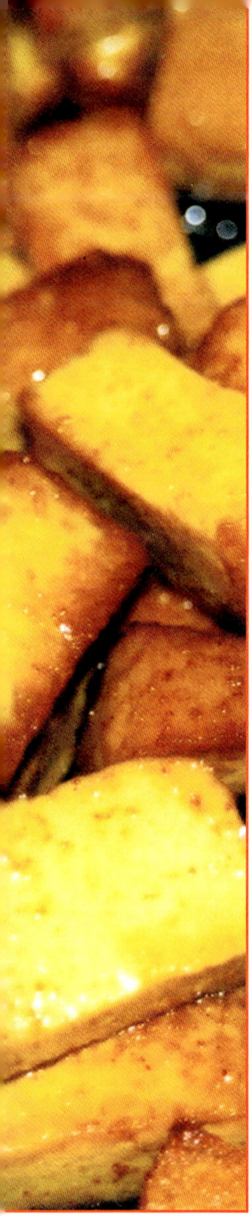

Tofu-Sauerkraut-Pfanne

... g Räuchertofu
... g Sauerkraut
1 großen säuerlichen Apfel
Olivenöl
Kurkuma
Petersilie

1. Olivenöl mit reichlich Kurkuma erhitzen.
2. Tofu in Stücke schneiden und darin anbraten.
3. Apfel mit Schale in kleine Stücke schneiden und dazu geben, leicht anbraten.
4. Sauerkraut mit dazugeben und leicht garen.
5. Die Mischung auf Teller geben und mit frischer Petersilie garnieren.

Curry-Tofu im Rosenkohlbett

...g Räuchertofu
...g Rosenkohl
Olivenöl
Curry
Meersalz

1. Rosenkohl von den äußeren Blättern befreien, in Salzwasser ca. 20 Minuten gar kochen.
2. Olivenöl mit Curry erhitzen.
3. Den gewürfelten Tofu anbraten.
4. Tofu auf dem Rosenkohlbett servieren.

Spaghetti mit Soja-Tomatensauce

... g eingeweichtes Sojafleisch
... g Vollkorn-Spaghetti
Tomatenmark
Zwiebel
Sojasauce
Olivenöl
Fruchtsüße
Oregano
Pfeffer

1. Getrocknetes Sojafleisch in Soja-Wassermischung (1:4) ca. 1 Stunde einweichen.
2. Spaghetti in Salzwasser al dente kochen.
3. Zwiebel im Olivenöl glasig werden lassen, Sojafleisch dazu geben und scharf anbraten.
4. Tomatenmark, Wasser, Fruchtsüße und Gewürze unterrühren.

Tipp: *Das Sojafleisch lässt sich auf diese Weise auch zu anderen Gerichten so anwenden wie Gehacktes.*

Seitan-Gemüse-Pfanne mit Dinkelspirelli

...g Seitan
...g buntes Gemüse (z. B. Zucchini, Paprika, Möhren, Kohlrabi)
Zwiebel
Meersalz
Olivenöl
Pfeffer bei Bedarf

Seitan ist aus dem Eiweiß des Weizens gemacht und in Sojasauce eingekocht.

1. Zwiebel in Olivenöl glasig werden lassen.
2. Abgetropften Seitan ggf. in Stücke schneiden, zu den Zwiebeln geben und kräftig pfeffern.
3. Gemüse waschen und schneiden und je nach Garungszeit in die Pfanne geben.
4. Mit der Seitansauce ablöschen ggf. später eine Tasse Wasser hinzugeben.
5. Dinkelspirelli zeitgleich kochen.
6. Nudeln und Sauce auf den Teller geben und mit frischen Gartenkräutern servieren.

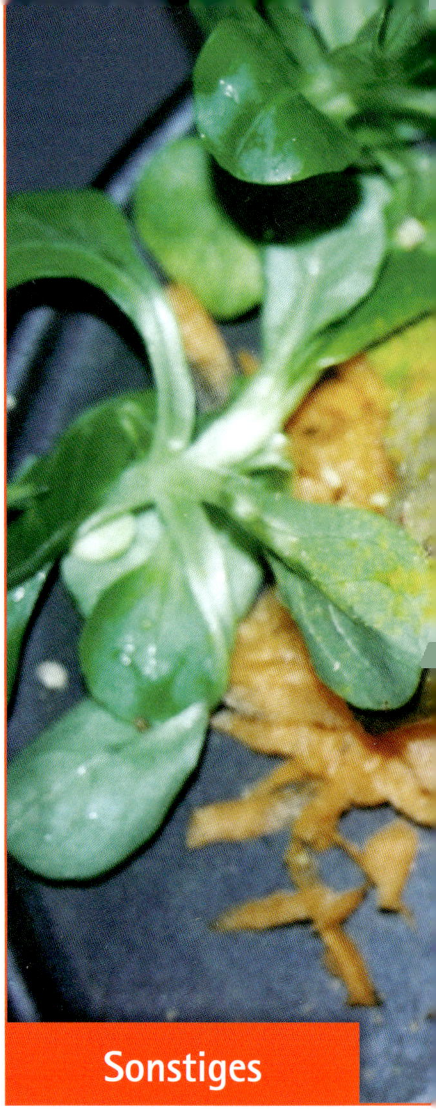

Sonstiges

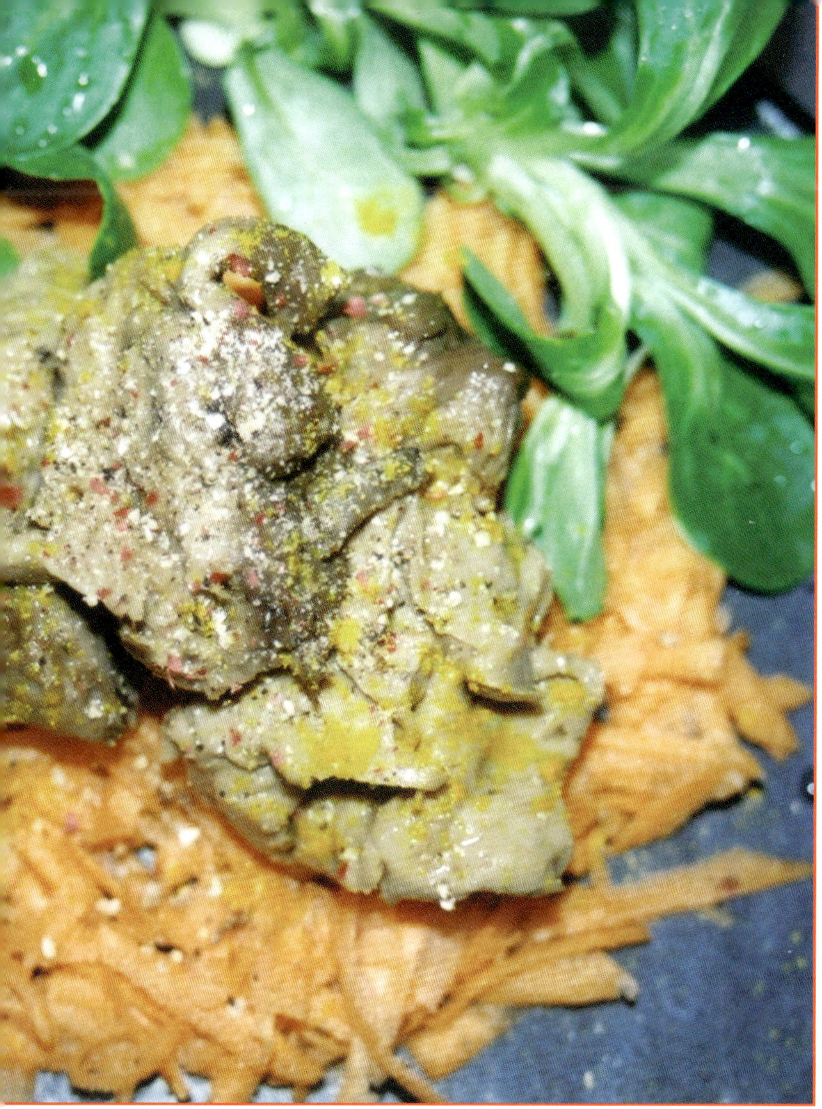

Tempeh im Sesam-Mantel

... g Tempeh
... g Asien-Gemüse (z. B. Lauch, Möhren, Bambus, Erbsenschoten)
Sesam
Sesamöl
Meersalz
Kurkuma
Ingwer

Tempeh sind fermentierte Sojabohnen; eine Spezialität aus Indonesien.

1. Tempeh im Sesam wenden, dass die Körner gleichmäßig verteilt sind.
2. Gemüse waschen und schneiden.
3. Lauch und den ganz klein geschnittenen Ingwer im Sesamöl anbraten, Tempeh dazu geben.
4. Je nach Garungszeit das andere Gemüse samt Gewürzen nach und nach hinzu geben.

Dazu schmeckt Basmatireis.

Quark-Kuchen (Blech)

Boden:

350 g Dinkelmehl
6 EL gutes Öl,
z. B. Sesamöl, Kürbiskernöl
150 g Quark
3 EL Fruchtsüße
1 Päckchen Weinsteinbackpulver
1 Prise Salz

Belag:

1000 g Mager-Quark
500 g frisches oder gefrorenes Obst
3 EL Maisstärke
400 ml Fruchtsaft
Fruchtsüße nach Bedarf

1. Aus allen Zutaten für den Boden einen Teig kneten.
2. Auf ein gefettetes Blech ausrollen, Teigränder stehen lassen.
3. Obst üppig auf dem Teig verteilen.
4. Aus Obstsaft und Maisstärke (ggf. mit Fruchtsüße) einen Pudding kochen.
5. Diesen mit dem Quark und ggf. mit noch mehr Süße vermengen.
6. Auf dem Blech über den Früchten verteilen.
7. Bei maximal 150 °C etwa 30 Minuten backen.

Zwetschgen-Kuchen, zuckerfrei

250 g Dinkelmehl
2 kg Zwetschgen
1 Würfel Hefe
2 EL Fruchtsüße
Schlagsahne
Sonnenblumenöl
Zimt
Salz

1. Hefe mit einer kleinen Tasse handwarmem Wasser und Fruchtsüße anrühren, so viel Mehl zugeben, dass die Masse sämig wird, ½ Stunde ruhen lassen.
2. Restliches Mehl mit einer Prise Salz und 3 EL Sonnenblumenöl zu einem geschmeidigen Teig kneten, ½ Stunde bei Zimmertemperatur ruhen lassen.
3. Zwetschgen waschen und entkernen, mit 3 EL Sonnenblumenöl und Zimt vermengen.
4. Teig auf einem Blech ausrollen und mit der Gabel einstechen.
5. Zwetschgen auf dem Blech gleichmäßig verteilen.
6. Ca. 40 Minuten bei 150 °C backen.
7. Vor dem Servieren einen Klecks Schlagsahne auf den Teller geben.

Statt Zwetschgen können auch
Tipp: *Sind die Früchte richtig reif, schmeckt der Kuchen auch den »Süßen«!*

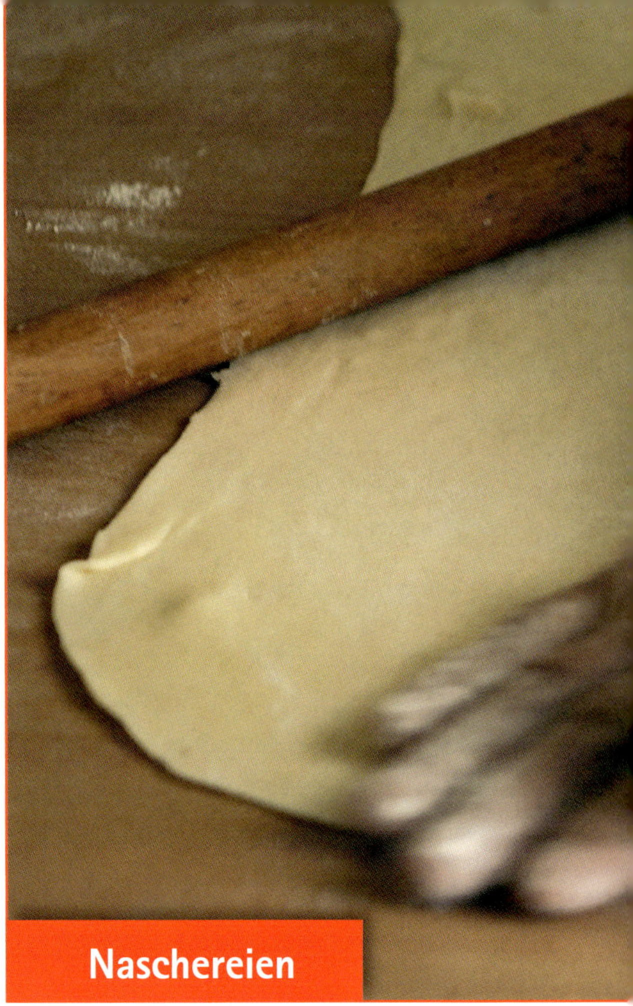

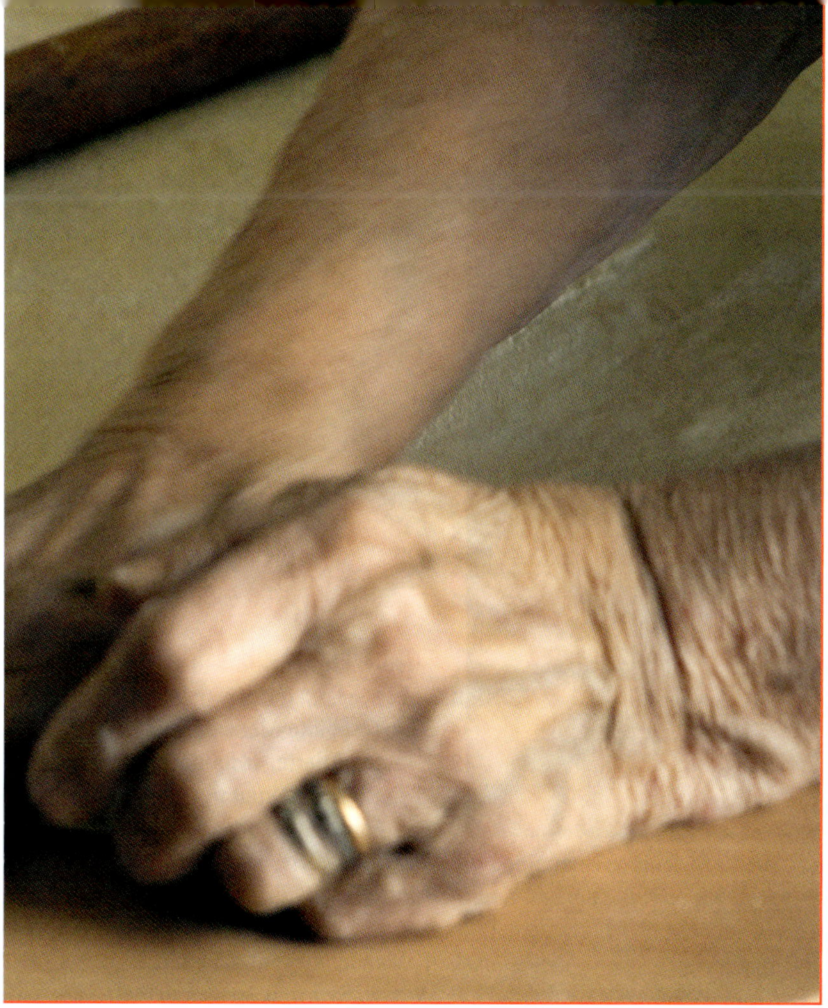

Hildegard-Plätzchen

- 1 kg Dinkelmehl
- 375 g Butter
- 200 g gemahlene Mandeln
- 4 EL Fruchtsüße
- 4 Eidotter
- 2 Eier
- 50 g gemahlener Zimt
- 25 g gemahlenes Muskat
- 15 g gemahlene Nelken
- ½ TL Salz

Butter, Eier und Früchtsüße zusammen glatt rühren, Gewürze zugeben, dann Mandeln und Dinkelmehl einkneten. Plätzchen formen und bei ca. 140 °C 20 – 30 Minuten backen.

Roggenplätzchen

- 200 g Roggenvollkornmehl
- 150 g Butter
- 50 g gemahlene Mandeln
- 50 g Ahornsirup
- 1 Eidotter
- 1-2 EL Kakao
- 1 Prise Salz
- Mandeln zum Verzieren

Butter, Eier und Ahornsirup zusammen glatt rühren, Kakao dazugeben, dann Mandeln und Roggenmehl einkneten. Kugeln formen, flach drücken, mit Mandeln verzieren und 20 – 30 Minuten bei ca. 150 °C backen.

Index

Abbildungsnachweis

Anne-Kathrin Müller:
11, 13, 17, 24, 27, 33, 65, 68, 72, 73, 77, 84, 85, 94, 100, 102, 115, 117, 119, 120, 125, 127, 128

JupiterImages© www.photos.com:
14, 25, 26, 29, 30, 34, 36, 37, 38, 43, 74, 80, 82, 86, 88, 90, 92, 96, 98, 104, 106, 109, 111, 113, 116, 122, 131, 132

Andrea Heese-Wagner:
Illustrationen U2 und U3; 17

Matthias Wagner:
44, 45, 46, 47, 48, 49, 50, 51, 52, 53

Pflanzenphotos.de:
58, 59, 60, 61,

Elisabeth Hemker:
19, 110, 118

Praxisgemeinschaft für
Laboratoriumsmedizin Erfurt:
62, 64

Hildegard Risch:
66

Maria Weiß:
71

Haftungsausschluss

Alle im Buch gemachten Angaben sind sorgfältig und nach bestem Wissen recherchiert. Sie geben den Wissensstand bei der Veröffentlichung der Originalausgabe wieder. Eine Haftung der Autorinnen, des Verlages oder seiner Beauftragten für etwaige Personen-, Sach- oder Vermögensschäden ist ausgeschlossen.

Urheberrecht

Alle in diesem Buch erschienenen Beiträge und Abbildungen sind urheberrechtlich geschützt. Alle Rechte, auch der Übersetzung, sind vorbehalten. Reproduktion oder Erfassung in Datenverarbeitungsanlagen, auch auszugsweise, bedürfen der schriftlichen Genehmigung des Verlages.

Direktkontakt mit Metabolic Balance®

Metabolic Balance® GmbH
Am Gries 21
84424 Isen
Tel.: 08083 – 9079 – 0
Fax: 08083 – 9079 – 19
www.metabolic-balance.de
mb-team@metabolic-balance.de

Literaturverzeichnis

Acuff, Steve: Das Makrobiotische Gesundheitsbuch (8. Auflage). Goldmann Verlag, 2000.

Bateman, Michael: Die große Schule der Gewürze Christian Verlag 2003.

Bierbach, Elvira: Naturheilpraxis heute. Lehrbuch und Atlas. Urban & Fischer, 2000.

Brauchle, Alfred: Die Geschichte der Naturheilkunde in Lebensbildern. Reclam Verlag,1951.

Emoto, Masaru: Die Botschaft des Wassers. Sensationelle Bilder von gefrorenen Wasserkristallen. Koha Verlag, 2002.

Erlewein, Eugenie: Hauswirtschaftslehre. Ein Wegweiser durch die gesamte Küche und Hauswirtschaft. Verlag Schütze, 1956.

Funfack, Wolf: Metabolic Balance. Die Diät. Südwest Verlag, 2005.

Hamm, Michael; Rath, Susanne: Fit, gesund und schlank mit dem GLYX. Dauerhaft abnehmen mit den richtigen Kohlenhydraten. Weltbild 2003, 2004.

Galliwoda, Nicole; Wahrenberg, Astrid: Brot Aufstriche. Bio Verlag, 1998.

Gienger, Michael: Die Heilsteine Hausapotheke. Hilfe von A wie Asthma bis Z wie Zahnschmerzen. Neue Erde, 2004.

Gienger, Michael: Heilsteine. 430 Steine von A-Z. Neue Erde, 2003.

Goetz, Rolf: Kochen mit Meeresgemüse. Kulinarische Spezialitäten aus der Algenküche. Verlag Bruno Martin, 1986.

Grillparzer, Marion: GLYX-Diät. Abnehmen mit Glücks-Gefühl. Gräfe und Unzer Verlag, 2003.

Kellenberger, Richard; Kopsche, Friedrich: Mineralstoffe nach Dr. Schüssler. Ein Tor zu körperlicher und seelischer Gesundheit. Bechtermünz, 2003.

Küstenmacher, Werner Tiki: Lebensqualität dank Tischgebet. In: simplify your live. Spiritualität 2006, S. 4.

Meessegue, Maurice: Das Messegue-Heilkräuter-Lexikon. Ullstein, 1994.

Müller, Betrice C.; Köpfer, Siegfried Blütenbilder Seelenbilder. 39 Bach-Blüten-Farbfotokarten mit Anleitungsbuch. Aurum, 2000.

Neumann, Lothar: Haushaltstips für Jung und Alt. Verlag für die Frau, 1979.

Schlieper, Cornelia A.: Grundfragen der Ernährung. Verlag Dr. Felix Büchner, 1994.

Sommer, Annegret: Topinambur, Pastinak, Mangold & Co. Kochen mit naturgesundem Gemüse. Deukalion Verlag, 1997.

Walsleben, Susanne: Warum nehme ich nicht ab? Die 100 größten Irrtümer über Essen, Schlanksein und Diäten. Südwest Verlag, 2005.

Winnington, Ursula: Kleines Gewürzbuch für Kinder. Der Kinderbuchverlag Berlin 1987.

Wollner, Anneliese: Das Makrobiotische Dessertbuch. 150 leckere Rezepte aus aller Welt. Verlag Ost-West Bund, 1988.

Worm, Nicolai: Glücklich und Schlank. Die LOGI-Methode in Theorie und Küche. Systemed Verlag, 2003.

Hemker & Müller Verlag

Elisabeth Hemker und
Anne-Kathrin Müller
Kirchstraße 3
D-99189 Andisleben
(bei Erfurt/Thüringen)
Tel.: 036201 - 58565
Fax: 036201 - 59868
www.feinstoffliche-heilweisen.de

Dieses Buch sowie eine CD mit Meditationsanleitung können Sie direkt beim Verlag oder in Ihrer Buchhandlung bestellen:

ISBN: 978-3-9810975-2-8
Preis: 17,80 €

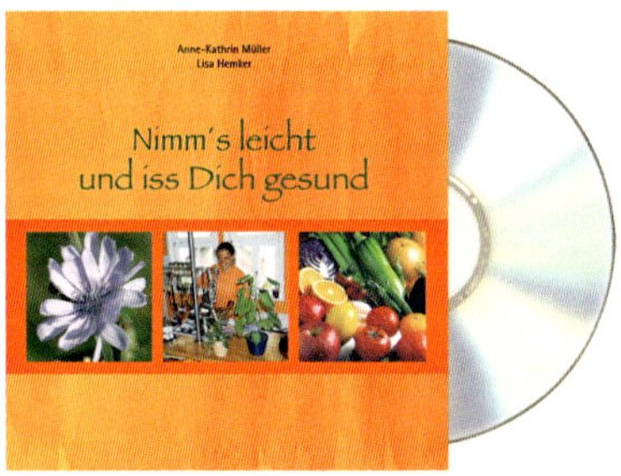

CD mit geführter Meditation

Erhältlich beim
Hemker & Müller Verlag
oder in Ihrer Buchhandlung

ISBN: 978-3-9810975-1-1
Preis: 9,80 €

Weitere Publikationen

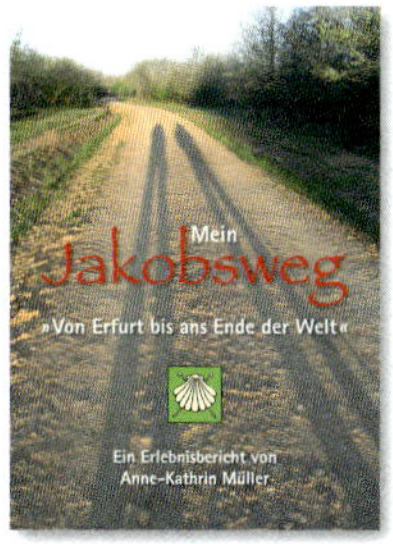

Mein Jakobsweg

Von Erfurt bis ans Ende der Welt

Was bewegt eine 45jährige Frau zu Fuß 12 Wochen lang 1800 km quer durch Europa zu laufen? Was sucht und findet sie fernab der Heimat? In diesem Buch erzählt die Autorin emotionsstark von ihren Erlebnissen auf dem Jakobsweg. Sie beschreibt, wie sich das im Außen Erlebte in ihrem Inneren widerspiegelte. Sie öffnet ihr Herz und ihre Seele und nimmt Sie mit auf ihren Weg.

Anne-Kathrin Müller lässt Sie teilhaben an ihrer persönlichen Entwicklung, nimmt Sie mit in die Begegnungen mit anderen Menschen und schildert eindrucksvoll ihre philosophischen Betrachtungen über die Welt und das Leben an sich ... Eine wirklich spannende Lektüre der besonderen Art.

ISBN 978-3-9810975-3-5 Preis 9,80 €

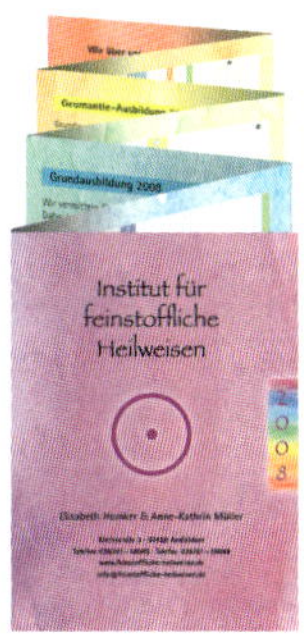

Veranstaltungskalender
(kostenfrei)

erhältlich im Institut für feinstoffliche Heilweisen

Kirchstraße 3
99189 Andisleben
Tel.: 036201 - 58565
Fax: 036201 - 59868
www.feinstoffliche-heilweisen.de

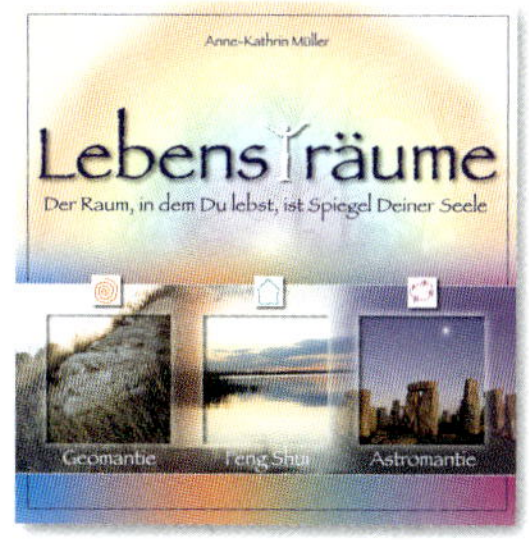

Lebens(t)räume

Der Raum, in dem Du lebst, ist Spiegel Deiner Seele

Immer mehr Menschen sind bereit, über den Tellerrand ihrer eigenen Existenz hinaus zu schauen und suchen nach Wegen, um in Kontakt mit ihrer Umwelt zu kom-men. Es ist längst kein Geheimnis mehr, dass wir nicht ohne die Natur, die Natur sehr wohl aber ohne uns Menschen auskommen kann. In diesem bisher sowohl inhaltlich, als auch thematisch einzigartigen Buch eröffnet die Autorin allen Menschen die Chance, ihre Lebensräume wahrzunehmen und ihre Lebensträume zu erfüllen. Sie bietet an, in Kontakt mit dem Landschaftsraum zu gehen (Geomantie), die eigenen vier Wände zu untersuchen (Feng Shui) und festzustellen, in welcher Himmelsrichtung persönliche energetische Qualitäten zu finden sind (Standort-Astromantie). Unterstützt werden die zahlreichen Anleitungen durch Fotos und Abbildungen, welche die Inhalte sehr gut deutlich machen und zum Ausprobieren anregen. Durch das Einbeziehen der verschiedenen Angebote an Anwendungsmöglichkeiten ergibt sich ein alltagstaugliches Praxisbuch, welches unabhängig von Ort und Zeit die Menschen ein Leben lang begleiten kann.

ISBN: 3-00-015481-7 Preis: 17,80 €